湖南省创新型省份建设专项科普专题项目

QUANMIN DAJIANKANG **全民大健康** —— 家庭中医护理攻略

U0719823

中医
助你过百寿

—— 老年人家庭中医护理

ZHONGYI
ZHUNI GUO BAISHOU

LAONIANREN JIATING ZHONGYI HULI

丛书主编 罗尧岳

主编 彭丽丽

中南大学出版社
www.csupress.com.cn

·长沙·

图书在版编目（CIP）数据

中医助你过百寿：老年人家庭中医护理 / 彭丽丽主编. —长沙：中南大学出版社，2022.8

（全民大健康：家庭中医护理攻略 / 罗尧岳主编）

ISBN 978-7-5487-4895-3

Ⅰ. ①中… Ⅱ. ①彭… Ⅲ. ①老年人－中医学－护理学 Ⅳ. ①R248.9

中国版本图书馆 CIP 数据核字（2022）第 079875 号

中医助你过百寿——老年人家庭中医护理
ZHONGYI ZHUNI GUO BAISHOU——LAONIANREN JIATING ZHONGYI HULI

彭丽丽 主编

□出 版 人	吴湘华	
□策划编辑	汪宜晔 陈海波 王雁芳	
□责任编辑	王雁芳	
□责任印制	李月腾	
□出版发行	中南大学出版社	
	社址：长沙市麓山南路	邮编：410083
	发行科电话：0731-88876770	传真：0731-88710482
□印　　装	湖南鑫成印刷有限公司	

□开　　本	880 mm×1230 mm 1/32	□印张 7.5	□字数 139 千字
□版　　次	2022 年 8 月第 1 版	□印次 2022 年 8 月第 1 次印刷	
□书　　号	ISBN 978-7-5487-4895-3		
□定　　价	38.00 元		

形神共养

康寿并存

熊继柏 二〇二二年
肖一日 题

编委会

◇ **丛书主编**

　　罗尧岳(湖南中医药大学)

◇ **主　编**

　　彭丽丽(湖南中医药大学)

◇ **副主编**

　　谈　慧(长沙市中心医院)

　　杨　帅(湖南中医药大学)

　　陈红涛(湖南中医药大学)

◇ **编　委**(按姓氏音序排列)

　　陈红涛(湖南中医药大学)

　　谌一凡(湖南中医药大学)

　　霍　侬(湖南中医药大学)

　　蒋小剑(湖南中医药大学)

　　兰　蓝(湖南中医药大学第二附属医院)

黎　亚(湖南中医药大学)

龙　专(湖南中医药大学)

彭丽丽(湖南中医药大学)

彭馨童(湖南中医药大学第一附属医院)

邱航健(湖南中医药大学)

谈　慧(长沙市中心医院)

唐美艳(祁阳市中医医院)

田　甜(湖南中医药大学)

向婷婷(湖南中医药大学)

肖慧子(湖南中医药大学第二附属医院)

杨娇娇(湖南中医药大学)

杨　帅(湖南中医药大学)

张叶华(湖南中医药大学)

◇ 绘　图

刘　芳(湖南中医药大学)

吴　彬(湖南中医药大学)

何素素(湖南中医药大学)

丛书序 *Preface*

　　中医药是中国古代科学的瑰宝，也是打开中华文明宝库的钥匙。习近平同志殷殷嘱托，"切实把中医药这一祖先留给我们的宝贵财富继承好、发展好、利用好"。国家中医药管理局、中央宣传部、教育部、国家卫生健康委、国家广电总局共同制定的《中医药文化传播行动实施方案（2021—2025 年）》明确指出，"到 2025 年，中医药对中华文化传承发展的贡献度明显提高，作为中华文明瑰宝和钥匙的代表意义和传导功能不断彰显，成为引导群众增强民族自信与文化自信的重要支撑"。

家庭是社会的细胞，每个人一生中绝大多数时间都是和家人一起度过。将中医护理应用于家庭，无论是对个人健康，还是对中医护理进一步向基层拓展，促进国家中医药事业发展，都具有十分重要的作用。因此，探寻中医药健康文化家庭普及的路径及策略，正当其时，且十分必要。家庭中医护理的目的是培养老百姓具备一定的中医药健康文化素养，在中医药基本理论指导下开展饮食、运动、睡眠、传统保健等方面的家庭自助式护理，提高人民健康水平。

为充分发挥中医药"简、便、廉、验"等特点，发挥中医护理在疾病预防、治疗、康复等方面的独特优势，促进中医护理进一步向家庭拓展，我们基于中医"治未病"的思想，按照人体生命全周期，以家庭自助式护理为核心，甄选出家庭常见健康问题、常见病症，精心编写了一套中医护理科普丛书，共6本图书：《好妈妈胜过好医生——婴幼儿家庭中医护理》《青春有"理"不迷茫——青少年家庭中医护理》《有中医好"孕"自然来——孕产妇家庭中医护理》《轻松度过更年期——家庭中医护理攻略》《中医助你过百寿——老年人家庭中医护理》《中医不是慢郎中——急救家庭中医护理》。"全民大健康——家庭中医护理攻略"的出版，是中医药文化传播的成果，也是护理工作者向《中华人民共和国中医药法》颁布5周年献上的一份礼物。

为创作兼具科学性和可读性的科普佳作，促进中医护理在家庭防病治病及康复中的推广，让读者一看就懂，懂了能用，丛书编委会严格筛选了一批常见病症，以临床案例为切入点，汇集临床常见问题并以一问一答的形式呈现，辅以精心原创的漫画、音频、视频等，尽可能将生涩的医学术语和深奥的中医理论直观、形象、有趣地表达。丛书出版将以纸质书、电子书、新媒体、微视频等相结合，通过二维码链接或配套出版发行。

普及中医养生健康生活方式，推广中医护理适宜家庭技术，促进中医药文化生活化，推动中医药文化更广泛地融入每个家庭，被更多群众所认知和接受，是中医药教育者的初心和使命。探索建立中医药文化指导下的现代健康生活方式，努力实现中医药文化的创新发展，持续满足人民群众对日常保健、治病防病的需求，满足人民群众对美好生活的需求，是中医护理工作者的初心和使命。

星星之火，可以燎原。我们期待，中医护理延伸进千家万户，赋能广大人民群众健康地生活，健康地老去；我们期待，"信中医、爱中医、用中医"渐成更多人的习惯；我们期待，更多的人成为中医药文化的受益者、传播者。

是为序。

罗尧岳

2022 年 7 月于湖南中医药大学

前言 *Foreword*

　　随着人均寿命延长，老年阶段在整个生命周期中的占比越来越大。以前我们通常把60岁以上的人称为老年人，可随着身边80岁、90岁的老伙伴越来越多，60多岁的小伙伴才发现"没有最老，只有更老"，"老"字的内涵越来越丰富，不再与"离退休""弱病残"联系在一起，所以身为老年人的您，未来仍可期。

　　人口老龄化是人类在21世纪面临的共同挑战，联合国预测在21世纪前半个世纪内，中国将一直是世界上老年人口最多的国家。1999年，我国以老年人口达到全国总人口的10%为标志，正式步入老龄化社会。2021年第

7次全国人口普查数据显示，我国老年人口已经达到2.6亿，占全国总人口的18.7%，占世界老年人口的比例超过20%。然而，这还只是过去20年的数据。

2019年同期的几项数据尤为值得关注。2019年我国居民人均预期寿命达到77.3岁，60岁以上人口2.5亿，但有75%的老年人患有一种以上慢性病，还有超过4000万的老年人处于失能和半失能状态。再看我国居民人均国内生产总值（GDP），2019年首次超过10000美元，却仅相当于发达国家刚进入老龄化社会时的经济水平。由此可见，我国老年人虽然寿命更长了，但在生命中的最后10年将面临不健康的问题。在"国民未富，人口先老"的情况下，我国要应对大量老年人的健康问题，其难度可想而知。

健康知识技能的普及、老年人服务设施设备的推广，以及环境的适老化改造等，是当下预防老年健康风险、改善老年健康水平更为现实的选择。我国应对新型冠状病毒肺炎疫情的实例也证实，在没有特效药的情况下，中医药在疾病预防和康复保健中发挥了重要作用。

改进应对老年人健康问题的策略归根结底是预防和自主。《健康中国行动（2019—2030年）》倡导两种理念：其一，预防是最经济最有效的健康策略；其二，每个人是自己健康第一责任人。这实际上是推动"以治病为中心"向"以人民健康为中心"转变的先导观念。如果老年人都能把健康当作一件要事来做，率先为自己和家人的健康积极行动起来，不仅对于家庭、社会最为需要和最为有利，也应当是老年人明智的选择。

老年人养生防病和自主健康，当然离不开中医药。中医护理技术绿色安全、丰富多样，且简、便、廉、验，深受老年人的欢迎。老年人丰富的社会阅历和生活经验都是学习中医护理的现成基础，且老年人普遍存在健康需求，有相对充足的时间和操作条件，而且学了就有用武之地。老年人学一些简单的中医护理方法，不仅能用在自己身上，还能在生活日常中造福全家。

《中医助你过百寿——老年人家庭中医护理》由湖南中医药大学护理学院组织具有丰富临床和教学经验的医护人员编写，在中医学整体观念、个体化辨证论治和治未病预防思想的指导下，充分发挥了中医药"医、养、护一体""方、药、食同源"的优势。本书将以护士的口吻，模拟家庭护理场景，为老年人解答常见病症的护理疑问，并介绍适用于家庭、可自助互助实施的中医护理方法和技术。另外，为了促进普通读者对具体章节内容的理解和运用，我们特别在第二章中提供了一个比较全面又具有兼容性的养生保健总体框架，还介绍了老年人的一般生理特点和家庭用药常识，希望能帮助广大读者建立一个较为完整的自主健康认知体系。特别值得一提的是，我们通过拍摄视频、绘制穴位图和漫画图，尽量做到生动形象，老年人易学、易懂、易操作。

作为医护人员和教育工作者，我们编写本册科普图书，是为了提高公民中医药健康文化素养，希望将中医护理知识传递给大众，将健康主权交还给个人。我们相信，健康老年人必能引领健康中国。

限于编者的水平，本书可能存在缺点和不妥之处，敬请读者不吝指教，以在再版时改进。

主　编

目 录
Contents

第一章

老年人自主健康常识

第一节　老年人生理特点

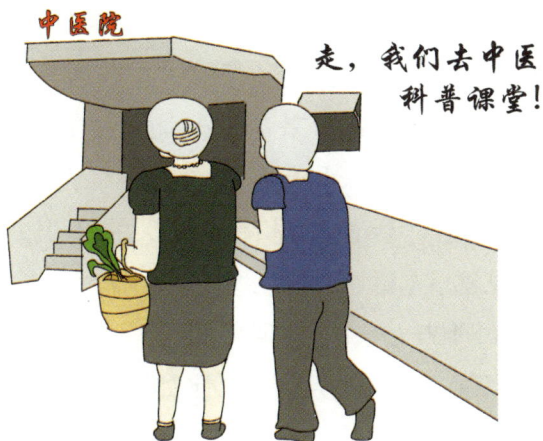

刚送完孙子上学的李奶奶和刚从超市拎着菜出来的刘奶奶兴致勃勃赶往社区医院，两位老年人进的不是病房，找的也不是医生，而是一起到了健康宣教室。"小杏课堂"今日开课，俩姐妹早早过来"占位子"。

小杏：亲爱的爷爷奶奶，大家上午好！我是小杏护士，今天我将为大家介绍一下老年人的一般生理特点。

按照定义，我们一般把 60 岁以上的人称为老年人，但在广泛意义上，从生命开始的时候，衰老也就跟着开始了，衰老既是一种自然规律，也是一个持续的过程。

"人生七十古来稀"，古时候社会物质比较匮乏，人们抵御自然灾害和传染病的能力比较弱，且经常有兵灾战祸发生，能活到六七十岁的人非常少，不像我们现代人均能活到 77 岁以上。生命阶段分为生、长、壮、老、已，对古人而言，从老到已的"终场"可能非常短暂，但对现代人而言，60 岁之后还得再"老"17 年才达到平均水平，何况很多人要继续"老"下去。"老后生涯"难道就不值得我们认真对待吗？来参加健康沙龙的爷爷奶奶就是在关心"老后生涯"，小杏要给你们点个大大的赞！

我们的祖先对衰老过程有着很深的认识。比如"长命百岁"的说法，《黄帝内经》里面提到"尽终其天年"，意思就是活过 100 岁，这与现代科学家认为的人类自然寿命应超过 100 岁非常接近。再比如孔子在《论语》中有"吾十有五而志于学，三十而立，四十而不惑，五十而知天命，六十而耳顺，七十而从心所欲不逾矩"的语录，这也说明了人会从社会和心理层面逐渐变得成熟和衰老。可惜孔子只活到了 73 岁，80、90、100 岁会如何，就要等各位爷爷奶奶来续写了。

关于人在生理上的衰老过程，《黄帝内经》有着非常经典而详细的论述，接下来我给大家朗读《黄帝内经》中的《上古天真论》篇和《天年》篇的有关原文。

《上古天真论》

《天年》

奶奶们可以回忆一下，您第一次来月经是不是在"二七"（14 岁左右）？停经又是不是在"七七"（49 岁左右）？虽然现代生活营养的改善可以使月经来得更早、停得更晚，但还是以这两个时间为基准。中医学发现，这背后就有肾气盛衰的规律。爷爷们也可以对照自己的身体，肾气衰弱不仅影响生育能力，中医学认为肾还主管骨，牙齿是骨的附属，所以腰膝酸软和牙齿松动、脱落经常被当作是肾气虚衰的表现；肾开窍于耳，肾虚也可以表现为耳聋耳鸣；大小便的排泄也归肾主管，老年人常见的尿失禁、排尿困难、淋漓不尽等主要都是肾的问题。

从生理到病理，还有肾虚导致的便秘、肾虚引起的清晨腹泻，中医调治的办法也都是以补肾为主。可见"肾虚"不止是男性的"专利"，男性女性年老了，肾气都会不足。

王爷爷：古代皇帝应该比一般老百姓过得舒服，但为什么历史上很多皇帝寿命不长呢？我们有没有办法避免肾虚或衰老呢？

小杏：爷爷您的问题非常好，我先从第二个问题说起。

世界卫生组织做过相关研究，总结出影响个人健康和寿命的几大因素，其中遗传因素占15%，社会和自然环境因素占17%，医疗因素占8%，生活方式因素占60%。中医把肾视为先天之本，禀赋受之父母，与遗传密切相关，在生命科学取得重大突破之前，爷爷奶奶们还是重在顺应人体的生理特点和自然规律，接受不能改变的衰老大趋势，适应日渐衰老的身体。但是，我们还可以争取延缓衰老的进程，比如在生活方式上减少"伤肾"行为。

古代皇权至上，但也有两点是不服从权力的，一是自然规律，二是皇帝自己。太医可以听皇帝的，但皇帝不一定听太医的忠告，皇帝任性起来不约束自己或根本控制不住自己，可肆意醉酒饱食，纵欲无度，喜怒不节，每每想到还有人可能争权夺利，又不免惊恐，更有甚者误把毒药当作长生药服用。王爷爷，以上行为是典型的"伤肾"折寿，这样您应该就不难理解部分皇帝的短寿问题了吧？

朕甚（肾）不容易！

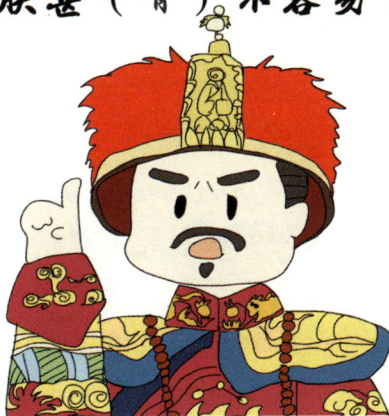

李奶奶：我之前听过女子以肝为先天，女人老了到底是该重视肾呢，还是重视肝呢？

小杏：李奶奶您这个问题提得很专业，平时一定很关注中医养生吧。

中医的"肾为先天""肝为先天"其实是各有所指，两者非但不矛盾，在女性身上还有协同作用。古人是根据人体外在表现来归纳脏腑功能的，所以中医的五脏六腑可以说是一个功能集合体，虽然也有部分具体的形体基础，但不局限于单一的某个器官，如中医的肾就包括了形体上的肾、睾丸以及遗传物质等的功能。

"肾为先天之本"，一方面，这是指肾所藏的先天之精能决定人的先天禀赋强弱，还能调控人体生长发育和衰老的全过程，就这方面而言，男性女性都是"以肾为先天"；另一方面，肾所藏的生殖之精能诞生下一代，男性的生殖功能主要靠肾，所以对男性而言，"先天之本"无疑指肾。

但就女性而言，除了肾能通过"天癸"影响生殖能力，还要"任脉通，太冲脉盛，月事以时下，故有子"，任冲二脉气血的通盛又对女性月经来潮和生殖能力起直接作用。中医学认为，人的精和血是相互化生的关系，肝主管藏血，肾精化生阴血之后就藏于肝，肝还负责全身气机的通畅，所以冲任二脉气血的通畅又主要靠肝。再加上女性在生殖过程中所负责的怀孕、生产、哺乳等，也都要消耗阴血，女性的月经更是明显的周期性失血，这些都需要藏血的肝来供应，正基于如此，才说女子"以肝为先天"。

那是不是女性"老"了、停经了，肝就不重要了呢？生命是有积累的，由于女性年轻时对肝血的消耗比较大，"七七"（49岁左右）肝和肾亏虚就同时出现。而男性，要等到"七八"（56岁左右）才会肝气虚，甚至"八八"（64岁左右）肾气依然有余，还具有生殖能力。这提示女性要比男性更早重视养生，而且肝肾都重要。不过由此可见，女性比男性早退休也是有道理的，李奶奶您说对吧？

当然，我们要辩证地看待男女衰老快慢的问题。女性肝气虚衰得早一些，但在停经和丧失生育能力以后，阴血的耗伤就大大减少了。而男性肾精的消耗，如果不注重保养，后期衰老的速度就会比女性更快。很多数据表明，女性的平均寿命通常比男性更长，这是一直存在的，所以说男女衰老的速度并非一成不变。

其实相比于"先天之本"，我们后天的养生保健性价比最高的当属调养好"后天之本"——脾胃。打个比方，建设一座城市，肾作为"先天之本"的作用相当于规划蓝图和资金预算，"后天之本"脾胃的工作就是添砖加瓦，蓝图和资金预算固然重要，但施工的质量在很大程度上也决定着城市建造的质量，亦即生命的质量。

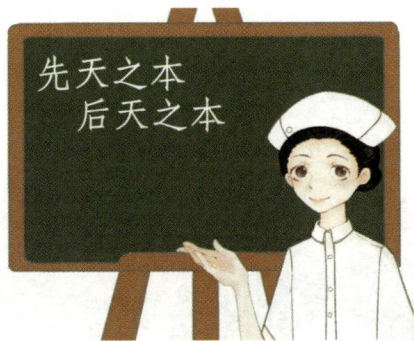

人活着无时无刻不在消耗能量，有输出就必然有输入，生命才得以持续，脾胃就是人体能量出入的重要枢

纽。之所以被称为"后天之本"，就是因为脾胃主管了食物的消化、吸收，从而供给人体后天生长发育和生命活动所需的营养，如果脾胃出了问题，那么整个生命的动态平衡就会被打破。

爷爷奶奶们大概都听过爱国词人辛弃疾的名句："廉颇老矣，尚能饭否？"古人判断人年老以后身体是否健康就是看他（或她）吃饭的情况，其实这就是在关注脾胃的功能。另外，中医有"四季脾旺不受邪""有胃气则生，无胃气则死"的说法，可见正常的脾胃功能在治未病保健中起关键作用，而且脾胃功能对判断预后也能起导向作用。

那么脾胃会不会老化呢？会的。脾胃功能衰退的外在表现，最早会出现在头面部，脾胃虚衰后气血生化不足，不能充分到达头面部，所以面容开始失去光华，头发

英雄吃多了也怕不消化！

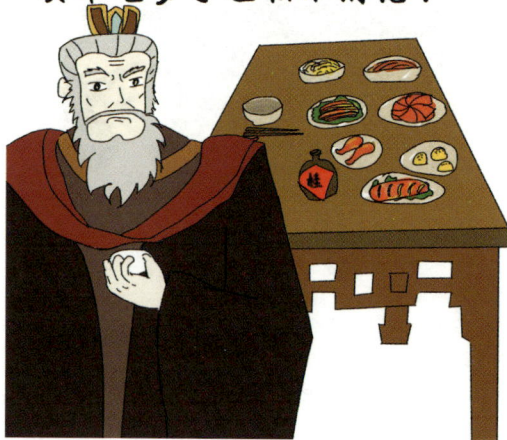

失去气血的濡养开始脱落、变白。脾胃进一步虚衰还会出现食欲减退，面部皮肤干枯褶皱，嘴唇色淡无华，肌肉逐渐瘦削，四肢感到乏力，越来越喜欢坐着而不愿意站着，这就是脾开窍于口，主管肌肉和四肢功能的衰老表现。

老年人脾胃功能减退的同时，对能量的需求也会减少，要适应身体这种变化，应特别注意"食饮有节"，即有节制，并且有节律。老年人最怕的就是吃多了，不但增加脾胃负担，加速损耗脾胃功能，短期内还会影响睡眠，打乱生活节奏，如此恶性循环使脾胃越来越虚，多余的营养还会变成痰浊积滞在体内，最终牵连其他脏腑。

今天的健康沙龙主要是向爷爷奶奶介绍老年人的一般生理特点，包括人体衰老的自然规律，以及老年人身体变化对应的脏腑功能的虚衰。希望大家了解生理基础后，有助于理解和运用具体病症的家庭中医护理方法。

第二节　老年人养生保健攻略

李奶奶退休之后非常关注健康，每天晚上守在电视机前观看养生节目，订阅的报纸送来后也会首先找健康版块，一听到社区有健康讲座更是从不缺席，还认真地做笔记。但是随着学习内容增多，李奶奶也产生了很多困惑，电视上讲糖尿病患者不能泡脚，报纸上却登出了糖尿病患者的泡脚药方；讲座中李教授说过吃素食能预防心脑血管病，最近却又听赵医生说吃素食容易营养不良……还有很多养生方法也不知道自己能不能用，李奶奶感到有些无所适从。

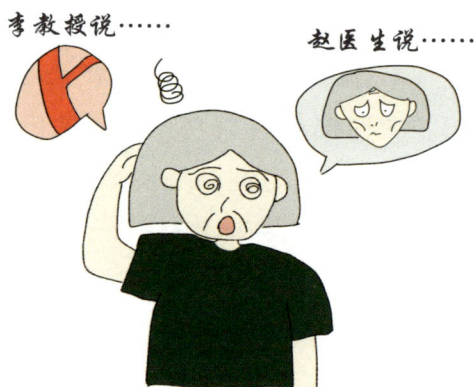

王奶奶拿着几张传单找李奶奶聊天，说是一种高科技保健产品正在促销，现在一起购买还能享受优惠。李奶奶看了看平时对健康信息了解不多的王奶奶，不屑地说可能是商家在夸大宣传。王奶奶不服气，说现场很多人试过很好用，以前都是有钱人才用得起的。李奶奶还是不相信。两位老年人都说服不了对方，此时刘奶奶过来了，提议去中医院找小杏护士问问看，大家一致同意。

小杏护士耐心地听了三位老年人的困惑，说道：

奶奶们提到的这些问题，其实背后都有一个共同的原因，那就是还没有形成较为完整的健康理念，以至于听得多了容易混乱不清，听得少了容易偏信偏废，正好中医老年科杨医生在中医科普课堂讲"养生保健入门课"，我带你们一起去听听吧。

小杏带三位老年人走进课堂，科普爱好者杨医生正在讲课：

养生保健是一个系统而持续的事情，中医学有三个公认的特点和优势——整体观、辨证论治和治未病，对养生保健都具有重要的指导意义。

在整体观指导下，养生保健所追求的是整体的健康和谐，整体就意味着不是单一、不是局部，还意味着有主次、有本末、有先后。

辨证论治的"辨"是辨别的意思，它对养生保健的要求是个性化，中医关注整体，但不是千篇一律，每个人有每个人的特点，每个人也有其最适合的健康解决方案。

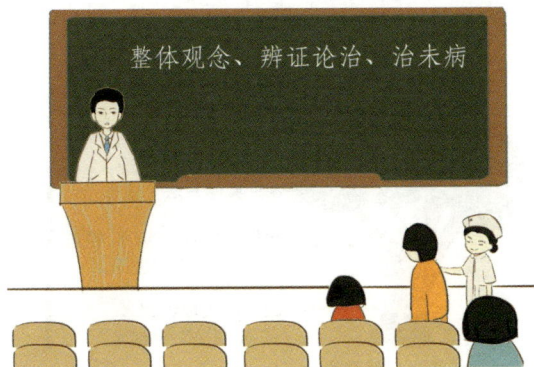

整体观念、辨证论治、治未病

治未病的思想可体现在病前、病初、病中和病后全过程，养生保健也不只局限在生病之前，我国75%的老年人患有一种以上慢性病，"与病和谐相处""带病生存"也是养生保健的重要内容。

世界卫生组织认为，健康包括身体、心理和社会适应三个方面，中医学受"天人合一、道法自然"哲学理念的影响，对健康的理解其实是更广泛意义上的和谐。系统而持续的养生保健，本质上也可以说是对整体动态和谐的追求。

那么系统而持续的养生保健如何才能落实呢？为了便于大家理解和记忆，我们打一个比喻，健康就像一棵大树：树根是"三因"，即因时制宜、因地制宜以及因人制宜；树干是"四基"，即中医养生的四大基石——起居、饮食、运动、情志；树枝是"诸法"，即包括导引、按摩、刮痧、拔罐、泡脚、养生茶、养生音乐等诸类具体养生方法。内养正气，外避邪气，就构成了养生保健的整体框架。

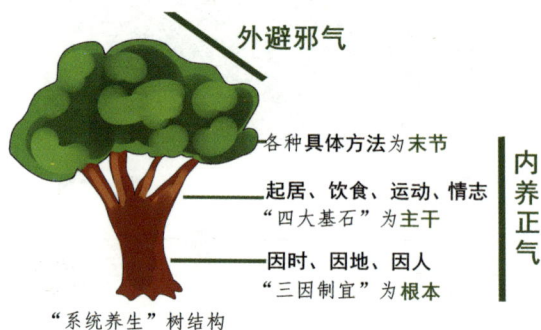

外避邪气

各种**具体方法**为**末节**

起居、饮食、运动、情志
"四大基石"为**主干**

因时、因地、因人
"三因制宜"为**根本**

内养正气

"系统养生"树结构

一、三因为本

我们做一件事情，在讨论做成什么样和怎么做之前，应当明确我们是谁，即我们自身的特点和所处的时空环境，所以因时制宜、因地制宜、因人制宜，其实是养生保健的根本出发点。

1. 因时制宜

一年有春、夏、秋、冬四季，有十二个月，还有二十四节气；一个月有朔、望，还有上弦、下弦；一天有日初、日中、日西和夜晚，还有十二时辰……时间的背后是规律和秩序，人体的规律是经过千万年自然进化形成的，人的思维行为习惯也是道法自然的产物，如果自然是母系统，那么人类就是其中一个子系统，子系统符合母系统运转的规律就是养生之道，子系统违背母系统运转的规律就会损害健康。所以我们在选用一种养生方法时，也应具体考虑其适宜的时间。

2. 因地制宜

一方水土养一方人，不同地域的物产和气候等会对人的体质和状态产生影响。比如湖南人喜欢吃辣，就与湿冷缠绵的气候有关，辣椒能祛寒燥湿，刺激食欲，所以湖南人吃辣椒也可以算作一种养生方式。湖南人在干燥的北方、炎热的东南沿海等地区待一段时间，食辣能力往往有所下降，这同样体现了地域对人体的影响。在人口流动频繁、生活方式多元的今天，因地制宜也包括在家、在学校、在上班、在出差旅行等不同场景下，根据环境变化来调整养生保健的策略。

3. 因人制宜

人与人之间的差别是很大的，主要有种族、性别、年龄、体质的差别。因人制宜的养生保健以老年人为例，60 岁老年人和 90 岁老年人，健康老年人和受慢性病困扰的老年人，自理老年人和失能半失能老年人，子女在身边的老年人和空巢留守的老年人，有老伴的老年人和离婚丧偶的老年人……他们所面临的健康问题和适宜采取的养生保健策略都会有所不同。

中医有一个治疗原则叫"治病求本"，大家落实养生保健之前如果能把时空环境的坐标认清，再把自身特点的定位搞清，具体方法的取舍就不困难了。

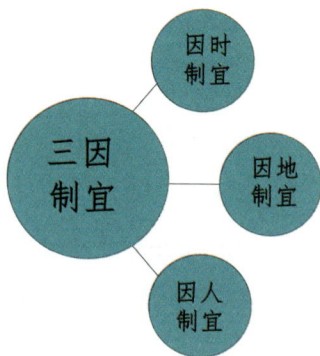

二、四基为干

老年人的养生保健，最终都离不开中医养生的四大基石——起居、饮食、运动、情志。道理很简单，越普遍的往往越基础，吃饭、睡觉、身体和心理的活动其实就是人们最普遍的日常生活，世界卫生组织研究发现，决定个人健康和寿命的因素，其中60%的生活方式便在于此，病由此生，健康亦由此维系。起居、运动、饮食、情志四个方面都做好了，生命健康之树就有了结实的主干；如果主干不强，基础脆弱，人整体的健康和谐也就无从谈起。

按照《黄帝内经》里面的提法，"四基"分别是指"起居有常""形与神俱""不妄作劳"和"食饮有节"。

"起居有常"指的是生活作息有常规，特别应注意保持充足的睡眠和稳定的入睡、起床时间。

"形与神俱"可理解为形体与精神共同健全，也可理解为身心相互之间能够协调一致，但都说明健康的一半是心理健康，应注重情志稳定和及时调适，避免过喜、过怒、过悲、过惊和过恐。

"不妄作劳"指不要过度劳累，也引申为避免纵欲无度，适当运动可以锻炼身体，但过度活动就会损耗身体健康。

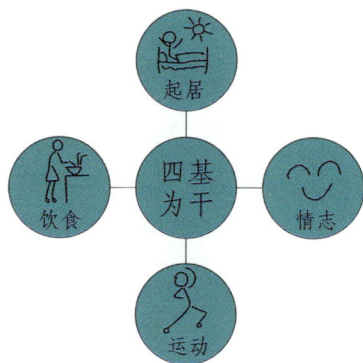

"食饮有节"是指饮食有节度，一方面可以理解为有节制，比如不暴饮暴食，饮酒适度，另一方面可以理解为有规律，比如按时吃饭，平衡膳食。

三、诸法为末

"诸法"指各类具体的养生保健方法，几千年来中医积累了丰富的养生保健方法，是中医药伟大宝库的重要组成部分。

很多养生保健方法是在起居、饮食、运动、情志四大基石范围之内起辅助作用的，比如通过午间小憩补充夜间睡眠不足属于起居方面，"冬吃萝卜夏吃姜"可归为饮食方面，早起打一套八段锦可算作运动方面，激动时默念"生气是拿别人的错误惩罚自己"则是情志方面……

还有很多养生保健方法是在四大基石范围之外起补

充作用的，比如按摩、拔罐、刮痧、药膳、养生茶、精神音乐以及各种功能性食品和保健器械……

值得注意的是，养生保健方法不在于收藏，而在于适用。普通人按需取用即可，并非运用的方法越多越好，如果违背因时、因地、因人制宜，方法选用不当，或组合运用不得其要领，就会破坏整体和谐，反受其害；如果习得一方一法便觉有恃无恐，忽视起居、饮食、运动、情志的调养，舍本逐末，则无异于"丢了西瓜捡芝麻"。

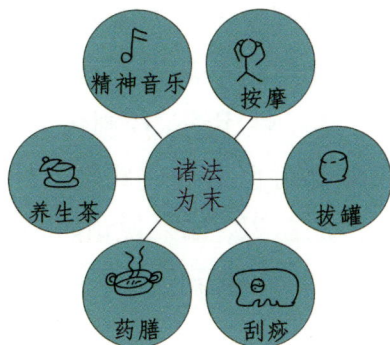

四、内养正气，外避邪气

"正气存内，邪不可干""邪之所凑，其气必虚"，《黄帝内经》的这两句名言很多人都听过，说明从健康到疾病取决于"正"和"邪"两方面的因素。我们前面提到的"三因为本，四基为干，诸法为末"主要是在"内养正气"，让我们的正气不虚，抗病力增强。但能够导致发病的还有"邪气"因素，生命健康之树难以避免遭受风吹雨打，而且"邪气"在人体外部，不完全受我们所控制怎么办呢？《黄帝内经》给出的办法很简单——"虚邪贼风，避之有时"，所以完整的养生保健除了"内养正气"，还应包括"外避邪气"。

我国冬春季流感病毒比较活跃，戴口罩、勤洗手、常通风、少聚集，这些就属于外避邪气；季节转换的时候，天气变换频繁，气温波动较大，及时增减衣物被子、避免淋雨当风也是外避邪气；夏季气温高，食物容易变质，对餐具进行清洁、对食物高温消毒、不吃变质的食物仍属于外避邪气；对于传染性疾病，控制传染源、切断传播途径和保护易感人群都可算是外避邪气。外避邪气方法不一，关键是有"避"的意识，如果说预防是"最经济最有效的健康策略"，那么直接避开何尝不是"最经济最有效的预防策略"呢？

小杏：相信杨医生的课已经解答了各位爷爷奶奶很多疑惑。

虽然由于时间关系杨医生今天没有讲很多具体的养生方法，但是希望今天学到的"三因为本，四基为干，诸法为末，内养正气，外避邪气，和谐一以贯之"养生保健的整体框架能够起到"授之以渔"的作用，大家以后再学到有关知识就可以填充到框架里面，逐渐就学会自主养生保健。

第三节　老年人家庭用药常识

有一位王爷爷来找杨医生看病，首先掏出一张纸交给杨医生看，纸上写着七八种病名和五六种药物名，杨医生接着查看了病历资料，又问了些问题，然后望舌把脉，没有另外开检查项目，很快就开好中药并给出处理意见，结束了看诊。

小杏纳闷了，王爷爷好像是第一次来，而且病症那么多，为什么反而比别人看得快一些呀？

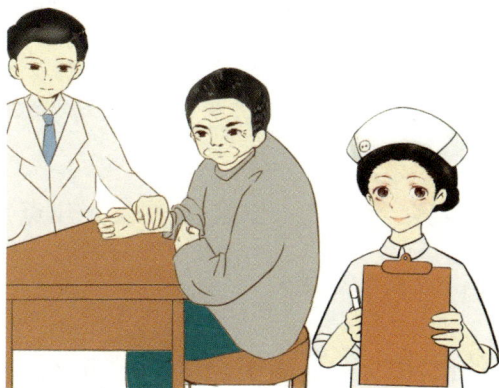

杨医生：因为这是一个非常值得称赞的患者，他带来的病历资料很齐全，而且已经按照时间顺序排好了，特别是那张纸，上面清晰地写着目前所有的诊断，以及

正在服用的药物名称和用药时间，让我很快就了解了他的基本情况。当然，这样不仅节约了医生的时间，更重要的是患者对自己负责，因为他懂得尊重医生但不完全依赖医生，牢牢掌握着自身健康的主动权。

小杏：我看到您今天只开一张中药处方，还给别的药减了量，像王爷爷这样同时患有七八种疾病的老年人，在家用药的时候该注意些什么呢？

杨医生：因为老年人病情复杂，一人多病、多科就诊、多药并用的情况非常普遍，有些老年人甚至"集病之大成于一身"。而且，根据卫生部门发布的统计数据，2019 年我国人均预期寿命为 77 岁多，健康预期寿命仅为 68 岁多，75%的老年人患有一种以上慢性病，说明老年人带病、带药生存的情况其实更为普遍，所以老年人有病吃药并没什么可顾忌的，关键是要学会"与病和谐相处"。

关于老年人在家用药，建议注意以下几点。

1. 创建自身健康档案

最简单的健康档案，其实只要自己把每一次到医疗机构就诊的病历资料以及体检的报告等都收集在一起，并按照时间顺序排列好，放在固定的地方保存。每次看病时都把健康档案带给医生看，每次有了新的健康资料也及时归入其中。归纳自身健康档案是做"自己健康第一责任人"的关键一步，对于自知、自觉和自主健康至关重要。

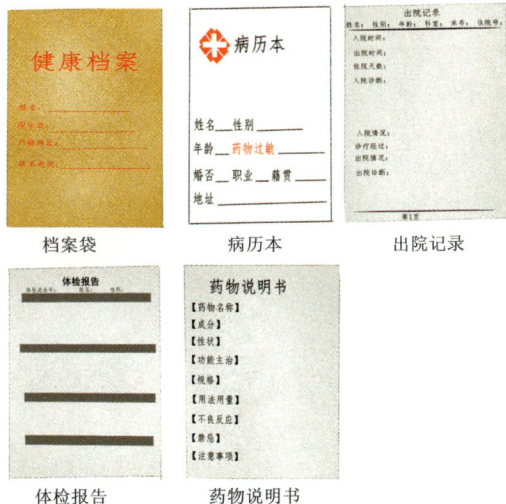

档案袋　　　　病历本　　　　出院记录

体检报告　　　　药物说明书

2. 列出个人用药清单

这一点对同时患有多种疾病的老年人尤其重要，清单上的内容应该包括：所有疾病的诊断，肝肾功能情况，药物食物过敏情况，以及所有正在服用的药物的名称、用量、服药时间等信息。用药清单最好随身携带，或拍照保存在手机上，并且标注日期，定时更新。有了这样一个清单，无论是找哪个科室的医生看病，或者由家人朋友代为取药，都能够提高看诊准确率、提高用药依从性，还能规避很多用药风险。

3. 新用药物先看说明书

一种没用过的药物买回来以后，第一件事是查看说明书，主要关注用法用量、不良反应和禁忌证，如果患者在服药过程中出现相关不良反应时要引起警惕，及时停药并咨询医生。如果是中成药，还要查看说明书的药物组成，在同时服用其他中药时，应注意药物有无重复，必要时请医生调整剂量。

4. 定期检查药物箱

家中药物的存放应有固定位置，不得杂放，并注意保留包装盒、说明书以及购药凭证。每隔一段时间就应检查一下药物箱，主要看包装是否完好以及生产日期和有效期限，及时将包装破损或过期药物取出，放到社区

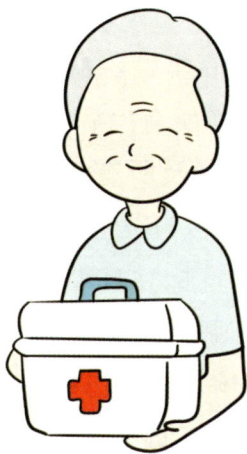

过期药物回收处统一销毁，切不可因为怕浪费就继续使用。每日需要多次服药或服用多种药物的患者还应准备一个随身小药盒，提前把各种药按使用时间放在不同的格子里，以避免漏服或重复用药。

5. 尊重专业，敬畏医学

随着大众健康意识和健康素质的提高，医患之间患方的主动性将越来越强，甚至有患者不遵医嘱、自行其是，这也造成了健康的另一种危险。健康和医学远不是通过几堂讲座或几本书就能理解清楚的，人类对生命的认识，以及医学能解决的问题，目前仍是非常有限的。健康素质提升所带来的新的危险，其本质上还是健康素质的欠缺，因为学习了一点知识反而失去了对医学的敬畏，殊不知敬畏有时也是一种保护。特别是老年患者，往往社会阅历和生活经历要比给自己看病的医生丰富，容易觉得医生不如自己了解自己身体，这便是不尊重专业和不敬畏医学的表现，比如背着医生自行停药、减量和试药等，就是我们应当坚决反对的。

小杏：我深有体会，中医中药对老年人是不是更有优势？

杨医生：中医源于生活也更加贴近于生活，老年人的生活经验很多就是中医办法或蕴含中医的道理，中医汤剂就是由那位"治大国若烹小鲜"的伊尹宰相，将食物的煎煮法引入药物制剂而创立的，所以现在会做饭的人往往熬中药也很到位，这种情况并非没有渊源。更重要的是，在中医学理论指导下开出的中药方剂，对老年患者具有很强的灵活性，既能够针对当前主要矛盾，又能够兼顾多个问题，最终都体现在"草根树皮一锅汤"里面。此外，中医还有丰富的调治手段，可以"导之以其所便"，如果在服用汤药的同时配合一些中医护理技术，对于促进康复、防止复发会有更理想的效果。

小杏：没错，正确的煎服中药也是我们中医护理的重要内容。

这时，王爷爷提着抓好的中药饮片又赶回门诊，有点不太好意思地说道：刚才药房告诉我中药的煎服方法我没记住，所以回来想再问一声。

杨医生：那正好，就请小杏护士详细做一下讲解吧！

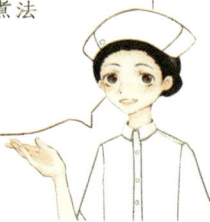

1. 一般中药煎煮法

2. 特殊中药煎煮法

3. 服药时间

小杏：要想在家煎好一付中药，需要了解以下三点。

1. 一般中药煎煮法

（1）选择煎药用具：最好使用化学性质稳定的砂锅、砂罐或专业煎药壶，其次可用白色搪瓷器皿或不锈钢锅。不要使用单纯的铜、铁、铝等金属器皿，以免与药物发生化学反应。

（2）清水浸泡润药：浸泡有利于药物有效成分溶出，一般使用洁净的凉水浸泡 20～30 分钟，天气炎热时浸泡时间可缩短到 10～15 分钟，用水量以压平药物后高出 2～5 厘米为宜。浸药的水不必丢掉，可直接煎药。如果担心一些根类药材不干净，可在浸泡之前先用凉的清水快速洗一遍。

（3）调节煎煮火候：一般药物需要先用大火，又称"武火"，把水煮沸，然后改用小火，又称"文火"，慢慢煎煮，保持微沸状态。

（4）煎煮时间因药而异：感冒药及香气明显的药物，大火煮沸后，改小火再煎 5～10 分钟即可，不宜久煎，避免药物有效成分挥发或破坏；滋补药及含有矿物岩石、动物骨角、贝壳鳞甲等较多的药物，大火煮沸后，宜小火煎 40～60 分钟，但要注意煎药前多放些水，以免煎干；普通药物大火煮沸后，以小火煎煮 30 分钟左右即可。

经过第一次煎煮，一些药物的有效成分难以完全煎出，一般要煎煮第二次，第二次煎煮的加水量可比第一次略少，煎煮时间可略短，药味较多时还可再煎第三次。

（5）加压榨取药汁：药物煎煮完毕，为充分利用药材，应通过加压的方式榨取药汁，成人服药每次煎取200~300毫升为宜，并将二次或三次煎好的药汁混合，再分次服用。如果是给儿童煎药，每次煎取50~150毫升即可。

2. 特殊中药煎煮法

（1）先煎：先单独煎煮30分钟，再将泡好的其他药物放入同煎，如水牛角、煅龙骨、制附片等。

（2）后下：在其他药物快要煎好时，投入后下药，同煎5分钟左右即可关火取汁，如薄荷、砂仁等。

（3）包煎：一些药物带有茸毛、颗粒细小或容易散开，适宜装入纱布袋扎紧后，再与其他药物同煎，如辛夷、车前子、神曲等。

（4）另煎：一些较为贵重的滋补药，为了能够充分利用，宜另外用炖盅炖煮，将药汁兑入煎好的汤剂中服用，如冬虫夏草、野生人参等。

（5）冲服：一些药宜调入温开水或煎好的药汁中直接服用，如三七粉、龙血竭、冰片等。

（6）烊化：其他药煎好后，将烊化药兑入药汁中，加热并搅拌，令其化开后服用，如阿胶。

3. 服药时间

一付(一剂)中药通常指的是一日的用量，一付中药一般可以煎 2~3 次，把药液混匀后再分成 2~3 份，分别在饭后 1 小时左右温服。不同功效的中药也有其最适宜的服药时机。

感冒药可随煎随服多次，以充分发挥药性；安神药宜睡前 1~2 小时服用，以更好地助眠；通便药、利尿药、提神药等，应避免在睡前和夜间服用，以免影响休息；助消化或对肠胃有刺激药，宜在饭后服用，以减轻对肠胃的刺激；补益药宜饭前空腹服用，以利于吸收……病情较为复杂的患者的服药方法应由主治医生综合而定。

杨医生：小杏护士刚才讲得非常详细，另外，我再补充一下中药代茶饮的服用方法。

中药代茶饮又叫药茶、茶剂或茶疗，这种服药方法不一定要加入茶叶，更多的是借鉴了人们饮茶的方式，比煎药更为简便，更适宜于日常保健。中药代茶饮的用法有以下几点值得注意。

1. 根据药茶特点选择泡饮或煮饮

适宜泡饮的药茶：一般药量较少，含有挥发性成分，药渣可直接吃掉，功效多为祛风散寒、明目、止痛、止泻等；操作方法是先注入沸水，搅拌，然后加盖，泡 10~15

分钟后代茶温服，药液剩余少许时再加沸水，可连泡2～3次。

适宜煮饮的药茶：一般药量较多，质地坚硬，有效成分不易溶出，功效多为滋补，可用于慢性病调理；操作方法与煎药类似，但煮沸后只要用小火再煮10～15分钟即可，可多煎几次混合，代茶频服。

2. 药茶的加工和保存

由于代茶泡煮的中药饮片服用比较简单，提前进行净制和细制，即去除杂质和灰尘，切小或捣碎，有利于成分溶出，服用时也更加放心和舒心。一些经常用到的药材加工好以后，应注意保存在阴凉通风处，还可以放置生石灰、干燥木炭来吸湿防潮。

3. 制作药茶使用的器具和水

药茶用具需要性质稳定、传热均匀、保温透气，骨质瓷的盖碗、盖杯、紫砂杯等都是比较理想的泡饮用具，更为经济的白瓷、玻璃、陶制器具也可使用；煮饮药茶可与煎药一样使用砂锅，也可以用更为方便小巧的电茶炉、养生壶等，但应避免使用纯金属器具。

药茶用水以天然淡水为宜，软水优于硬水，如果使用含氯较多的自来水，需要经过静置或延长煮沸时间，使氯气挥发后再使用。

4. 药茶的服用时间

药茶一般现制现服，忌隔夜服用。防疫药茶宜根据疾病流行季节合理服用；保健药茶及慢性病调理药茶宜经常持续服用；解表药茶不拘时间，温饮顿服，服后可服热粥助药力，但应中病即止，以微汗为度；利咽喉药茶宜先润于咽部，再缓缓服下，多次反复，以充分发挥药效；利尿药茶宜持续多次服用，以保持药物浓度、稀释尿液、清洁尿路。

第二章

老年人日常家庭中医护理

第一节 起居

烧水壶的电源关了吗?阳台的窗户没锁会有小偷爬
进来吗?今天买菜一共花了多少钱,应该比在饭店
便宜多了吧?一只羊,两只羊,三只羊……

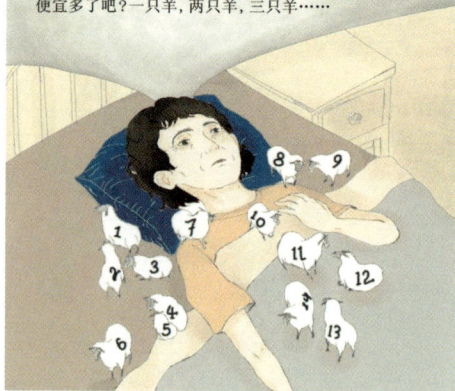

一、失眠

李奶奶退休以后明显感觉晚上睡得不香了，有一点风吹草动就被惊醒，最近两周更是天还没亮就醒来，想睡又睡不着，白天却总打瞌睡。

小杏答疑

李奶奶：我失眠有一段时间了，会影响我的身体健康吗？

小杏：失眠是以频繁而持续的入睡困难和（或）睡眠维持困难并导致睡眠感不满意为特征的睡眠障碍，是老年人比较常见的一个问题。长期失眠可能会导致精神障碍、记忆力下降、心血管疾病、痴呆等，我们要积极应对。

李奶奶：为什么人"老"了容易失眠呢？

小杏：人到了老年阶段，总的睡眠时间会减少，但并不是所有老年人都会失眠，引起老年人失眠的原因很多，主要有以下几个方面。

（1）年龄因素：衰老会引起人体对昼夜节律变化的调节和适应能力下降。中医学认为，年迈血少，心血不足，不能奉养心神，则导致心神不安，而出现入睡困难、多梦易醒等。

（2）生活习惯因素：睡前饱食或饥饿，饮酒、浓茶或咖啡，看电视或进行剧烈运动等。

（3）家庭和社会因素：入睡环境改变、工作状态调整等。

（4）药物因素：停用镇静药或睡前服用抗抑郁药、利尿药等。

小杏支招

妙招一：五行音乐疗法

【操作方法】睡前听一段柔和、舒缓的音乐，如中医五行养生音乐《春江花月夜》《汉宫秋月》《平湖秋月》《胡笳十八拍》等，可助入睡。

【功　效】宁心安神。

妙招二：中药泡脚

【操作方法】取丹参 20 克，夜交藤 20 克，艾叶 20 克，食醋 100 毫升，加少量水浸泡半小时，以利于析出有效成分。加 40～45℃的水 1000～1500 毫升泡脚。每次 15～20 分钟，每日 1 次，连续 5～7 日。

【功　效】宁心安神，温经散寒，缓解疲劳。

【注意事项】糖尿病患者泡脚水温略高于体温即可，以免烫伤皮肤。少数血管性疾病（如下肢静脉曲张）患者水温不要超过 38℃。泡至微出汗为佳。局部皮肤损伤者禁止泡脚。

妙招三：艾灸疗法

【操作方法】取百会、涌泉穴，点燃艾条直接在穴位上方 2~3 厘米处灸治，或者将艾条放入艾灸盒进行熏灸。每个穴位灸 10 分钟左右，直至皮肤温热发红。

【穴位定位】

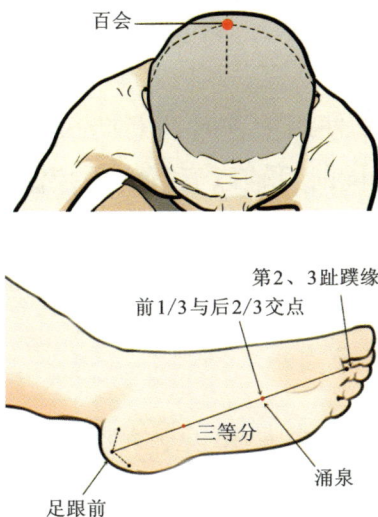

百会

第2、3趾蹼缘
前1/3与后2/3交点

三等分
涌泉
足跟前

【注意事项】热证、实证不宜施灸；避免灼伤皮肤和毛发。

妙招四：中药香薰

【操作方法】

方法一：檀香香薰。可选用线香或盘香，点燃后放于卧室进行香薰。

方法二：精油香薰。可选用玫瑰花、茶花或薰衣草等植物的精油。用薰香炉或薰香灯进行熏香。或在瓷碗中加入 1/2 的温水，滴入 1~2 滴精油，使精油慢慢挥发。

方法三：中药香囊。将酸枣仁、夜交藤、合欢花、远志、丁香等中药各 10 克，制成香囊，放在枕边。

【注意事项】 使用檀香时注意防火。睡前 15 分钟对卧室进行香薰，同时可辅以五行音乐疗法。

小杏食谱

1. 甘麦大枣汤

【原　　料】浮小麦 30 克，大枣 10 克，炙甘草 5 克。
【制　　作】加水同煮成稠汤。
【用　　法】早晚分服。
【功　　效】养心安神，和中缓急。

2. 茯苓枣仁粥

【原　　料】茯苓 20 克，酸枣仁 10 克，粳米 100 克，白糖 20 克。

【制　作】茯苓烘干，研成细末；酸枣仁去壳研末；粳米淘净与茯苓、酸枣仁末用小火一同煮成稠粥。

【用　法】可调适量白糖，早晚分食。

【功　效】宁心，健脾，安神。

小杏叮嘱

（1）作息规律，营造舒适的睡眠环境。

（2）保持积极乐观的心态，避免忧思太重。

（3）避免饮用咖啡、浓茶，以及影响睡眠的药物。戒烟限酒，睡前不暴饮暴食，不吃难以消化的食物。

（4）坚持体育锻炼。

（5）睡前放松身心，如果上床后 20 分钟仍然不能入睡，可起床简单活动一会儿，等到有睡意时再睡。

专家提醒

（1）流行病学研究结果显示，40%～92%的失眠症状由精神疾病引发。失眠伴抑郁、焦虑者在治疗和预后方面与单纯失眠有很大差别，且预后更差、危害更严重。

（2）体形较胖，常伴有打鼾的老年男性失眠患者，应注意睡眠呼吸暂停综合征（sleep apnea syndrome，SAS），尤其是阻塞性睡眠呼吸暂停（obstructive sleep apnea，

OSA）的存在，必要时应当进行睡眠监测和使用呼吸机辅助睡眠。

二、便秘

牛爷爷竭尽全力跟他四日未解的大便"作斗争"，最终只排出几粒羊粪样的大便。便意未消、肚子满胀、食欲全无的牛爷爷一脸愁容。

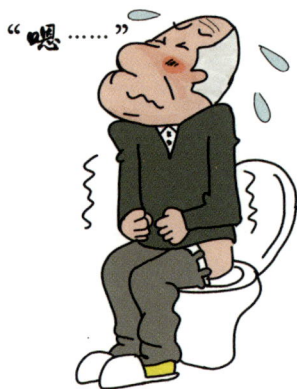

 小杏答疑

牛爷爷：便秘是一种疾病吗？

小杏：可以这么说。正常人每日排便 1~2 次或每隔 1~2 日排便 1 次，如果经常出现排便困难，或每周排便少于 3 次，且排便费力，粪质硬结、量少，就可以诊断为便秘了。

牛爷爷：便秘对身体的影响大吗？

小杏：老年人长期便秘会对身体带来一些负面影响，严重时可能出现中毒症状，如恶心、腹胀、心烦、易疲劳等。用力排便可导致心脑血管意外，甚至猝死；还可能引起巨结肠症、痔疮、肛裂等其他肛周疾病。粪便嵌塞还可能引起肠梗阻、粪性溃疡、尿潴留及大便失禁等。

小杏妙招

妙招一：摩腹

【操作方法】揉搓双手，温暖手掌；以脐为中心，用掌根顺时针画圈按摩腹部。

【功　　效】改善肠道血液循环，促进肠蠕动。

【注意事项】晨起饮适量温盐水后摩腹最佳，但餐后半小时内不宜使用此法。

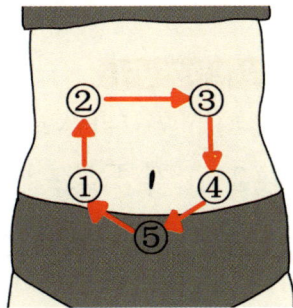

妙招二：穴位按摩

【操作方法】按摩阳陵泉、支沟等穴位。每个穴位顺时针按揉 1~2 分钟，手法由轻到重，由浅到深，再由重到轻，由深到浅。

【功　　效】清利三焦，降火通便。

【穴位定位】

腓骨小头
阳陵泉

12寸
6寸
3寸

腕横纹　　支沟　　　　肘横纹

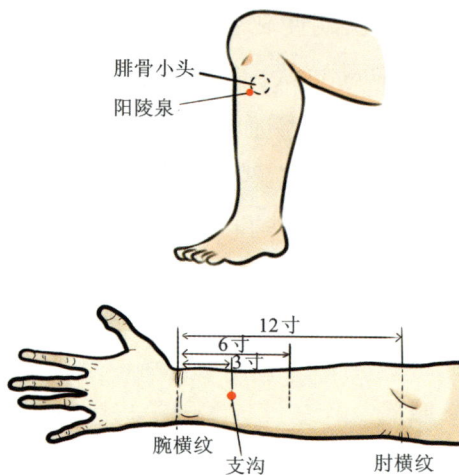

妙招三：八段锦之调理脾胃须单举

【操作方法】

（1）起势：自然站立，吸气。

（2）上举下按：两腿伸直，重心上提，两掌上提至肚脐时左掌上托，上举至头的左上方，掌心向上指尖向右。右掌同时下按至右髋旁，指尖向前，掌心向下，动作略停。

八段锦之调理脾胃须单举

（3）下落还原：两腿微屈，重心下降，左掌经面前下落于腹前，同时右掌向上捧于腹前，目视前方。

（4）右式动作与左式动作相同，但左右相反，该式一左一右为一次，共做三次。

（5）收势：两腿微屈，两手掌下压至髋关节旁，指尖向前，目视前方。

【功　效】调理脾胃，气机升降。

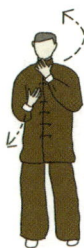

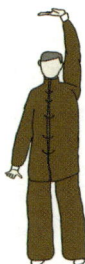

① 起势（吸气）　　② 上举下按（闭气）　　③ 下落还原（呼气）

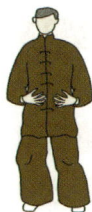

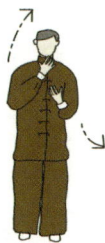

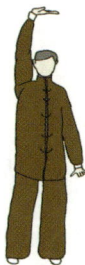

④ 起势（吸气）　　⑤ 上举下按（闭气）　　⑥ 收势（呼气）

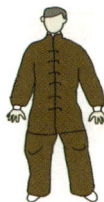

【注意事项】

（1）两肩松沉，舒胸展体，拔长腰脊。

（2）上托下压，力在掌根。

小杏食谱

1. 黑米芝麻糊

【原　　料】黑米 20 克，黑芝麻 10 克，枸杞子 5 克，蜂蜜适量。

【制　　作】将泡好的黑米和黑芝麻放入豆浆机，打磨成糊，煮熟后加入枸杞子，可酌情加蜂蜜调味。

【用　　法】晨起食用。

【功　　效】补肝肾，乌须发，润肠通便。

2. 洋参麻苏茶

【原　　料】西洋参 80 克，火麻仁 100 克，炒苏子 80 克。

【制　　作】将西洋参、火麻仁、炒苏子一起研成细粉。

【用　　法】每次取 3 克，温水冲泡，代茶饮用。每日 2 次。

【功　　效】益气养阴，润肠通便。

3. 山谷麦芽茶

【原　　料】山楂、麦芽、谷芽各 30 克。

【制　　作】将山楂、麦芽、谷芽以微火炒至微黄微香。

【用　　法】每次取 5 克，开水冲泡饮用。

【功　　效】健脾，消食，化滞。

小杏叮嘱

（1）生活起居有规律，养成定时排便的习惯，在排便前先做腹部按摩，不要依赖药物通便。

（2）注意排便的姿势，蹲姿比较好。如果不能下蹲只能使用坐便器时，可在脚下踩一个凳子，保持上身微微前倾，让大腿与腹部呈 35°，使腹压增高，有利于排便。

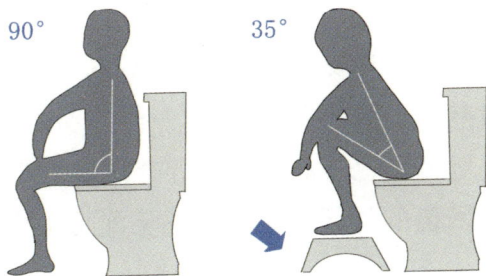

（3）多吃蔬菜、粗粮、水果等富含纤维素的食物，如土豆、芹菜、玉米、苹果、柑橘等，多饮水，常服蜂蜜（糖尿病患者不宜服用）、牛奶，忌辛辣，戒烟酒。

（4）适当活动，避免久坐少动。

专家提醒

中医学认为，老年人气血两虚，大肠干涩，传送无力，常发生便秘。另外，老年人便秘与生活习惯、精神心理因素和药物有关，但部分便秘可能是肠道病变导致的，如炎症性肠病、肿瘤、疝、直肠脱垂等导致的功能性出口梗阻，也可能是糖尿病、尿毒症、脑血管意外、帕金森病等全身性病变引起的。因此，当老年人出现不明原因的排便困难，伴有胃肠道症状，或者有便血时应及时就医，以免耽误病情。

三、二便失禁

张奶奶最近在咳嗽或者打喷嚏的时候，总会感觉两腿之间一股热流，像小孩尿裤子一样。当她跟李奶奶讲起此事时，李奶奶也正苦恼不已："我最近放屁的时候，总会有一点稀稀的粪便冲出来，感觉浑身上下都有异味，真不知道该怎么办才好。"

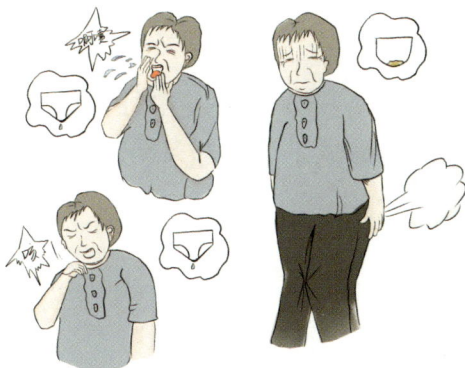

二便失禁

小杏答疑

张奶奶：我最近在打喷嚏或咳嗽时忍不住有尿流出来，这是为什么呢？

小杏：这属于小便失禁，是老年人较常见的疾病。其主要原因有：盆底肌肉松弛；粪便嵌顿、前列腺增生和尿道狭窄等；泌尿系统感染；使用某些药物、高血糖、便秘等。老年人尿失禁常多种类型并存。

李奶奶：我的情况更麻烦，放屁时有稀便夹带排出来，感觉肛门关不住。

小杏：您这是大便失禁的表现，也是老年人较常见的问题。其主要原因有：老年人直肠感觉减退；盆底肌力、肛门内外括约肌力和直肠弹性减退。大便失禁常伴随尿失禁发生。

张奶奶和李奶奶：大小便失禁太痛苦了，真是难言之隐。

小杏：您二位不用太担心，单纯的二便失禁不会危及生命，但还是会影响生活质量，所以要积极处理，尽量缓解症状。

小杏支招

（一）小便失禁的护理方法

妙招一：艾灸疗法

【操作方法】取百会穴，将艾条一端点燃，对准穴区进行艾灸。艾条距皮肤 2~3 厘米，以患者局部有温热感而无灼痛为宜，灸10~15 分钟，至皮肤出现红晕为度。或用专用艾灸仪进行治疗。

【功　　效】升阳举陷。

【注意事项】避免灼焦头发或烫伤皮肤。

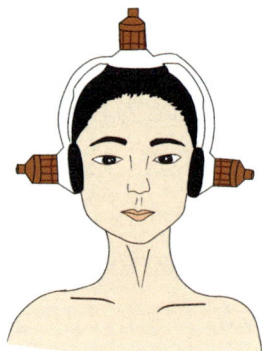

妙招二：凯格尔运动

【操作方法】

(1)站立位：双手交叉置于肩上，脚尖打开呈 90°，脚跟内侧与腋窝同宽，用力夹紧阴道。保持 5 秒，然后放松。每日重复此动作 20 次以上。

(2)平躺位：平躺，双膝弯曲，收缩臀部的肌肉向上提肛。保持盆底肌肉收缩 5 秒，然后慢慢地放松。休息 5~10 秒后，重复收缩运动。

【功　　效】增强尿道阻力，加强控尿能力。

【注意事项】运动过程中，保持正常呼吸，身体其他部位放松。

(二) 大便失禁的护理方法

妙招一：隔盐灸

【操作方法】

(1)平卧于床。用粗盐填平神阙穴(即肚脐)。

(2)点燃 1 个艾炷置于盐上，艾炷燃至 2/3 时换 1 个艾炷继续灸。

(3)灸 5~7 个艾炷，待肚脐周围皮肤出现红晕而无灼痛为止，每日灸 1 次，连续 7 日。

【功　　效】温肾固遗。

【注意事项】防止烫伤。

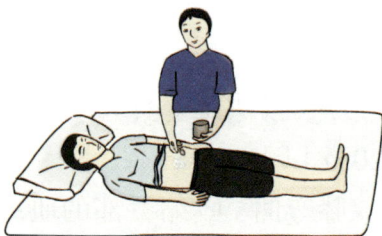

①取平卧位，用盐填平肚脐　　　　②点燃一个艾炷置于盐上

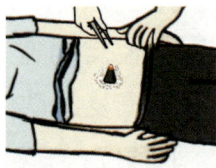

妙招二：摩腹

【操作方法】揉搓双手，温暖手掌。以脐为中心，掌心由外向内逆时针画圈以按摩腹部。

妙招三：穴位贴敷

【操作方法】

（1）取麦芽、陈皮、山楂、白豆蔻各 10 克，研磨成粉末，混匀，取适量药粉，加姜汁调至糊状，将药糊平敷于纱布上。

（2）用胶带将药物纱布敷盖并固定于神阙穴处，或用肚脐贴贴于穴位处。

（3）每次敷贴 4~6 小时，每日 1 次，连续 3~5 日。

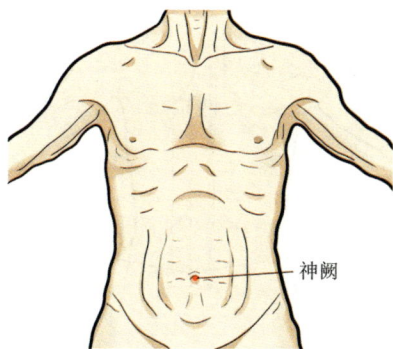

神阙

【功　　效】健脾，温中，散寒。

【注意事项】

(1)药糊不可过稀，避免弄脏衣物，也不可过干，以免影响效果。

(2)注意观察敷贴部位皮肤，防止对药物或胶布过敏。

(三)尿潴留的护理方法

妙招一：穴位按摩

【操作方法】取膀胱俞、肾俞和腰阳关穴，每个穴位顺时针按揉 1~2 分钟，手法先由轻到重、由浅到深，再由重到轻、由深到浅。

3寸
1.5寸①

第2骶后孔　　　　　膀胱俞

3寸
1.5寸

第2腰椎棘突下　　　　肾俞
髂棘水平线

髂棘最高点
腰阳关

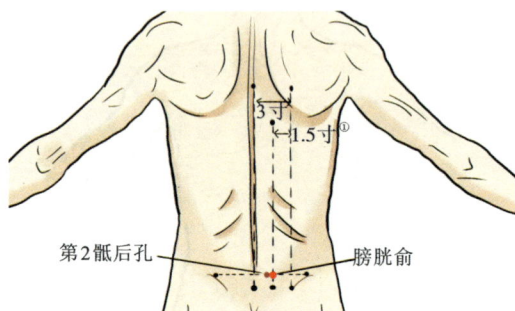

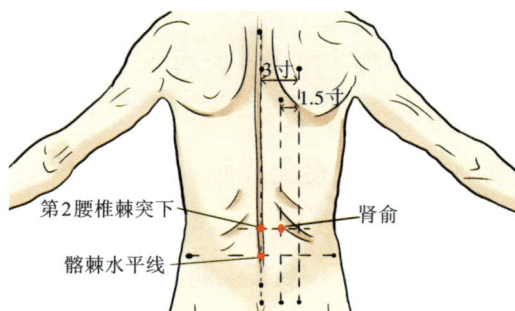

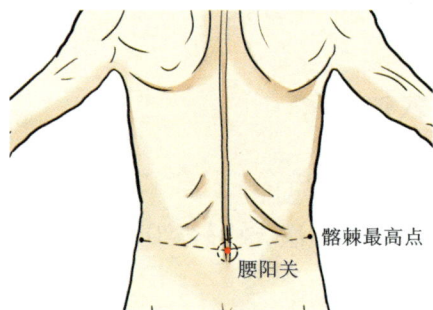

注：①1 寸 ≈ 3.33 厘米。

【功　　效】固肾健腰。

妙招二：艾灸疗法

【操作方法】取膀胱俞、肾俞、腰阳关穴，将艾条一端点燃，对准上述穴位进行艾灸。艾条距皮肤 2~3 厘米，以患者局部有温热感而无灼痛感为宜，每处灸 10~15 分钟，至皮肤出现红晕为度。

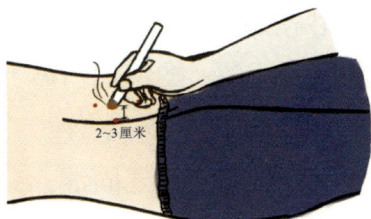

2~3厘米

悬灸

【功　　效】固肾健腰，温经通络。

【注意事项】注意观察局部皮肤变化，防止烫伤。

妙招三：热敷

【操作方法】向热水袋内注入 2/3 的热水，将其中的空气排出后拧紧塞子，用毛巾包裹热水袋，将热水袋置于小腹处。热敷 10~15 分钟。

【注意事项】注水前检查热水袋有无漏水，注入热水时宜慢。热敷过程中要随时观察局部皮肤情况，防止烫伤。

小杏食谱

（一）小便失禁

1. 芡实山药粥

【原　　料】芡实粉 30 克，核桃仁 20 克，山药粉 30 克，大枣 5 枚，白砂糖适量。

【制　　作】熬煮成粥，酌情加白砂糖调味。

【用　　法】空腹食用。

【功　　效】温补脾肾，益气固涩。

2. 山药猪脬肚

【原　　料】山药 100 克，覆盆子 100 克，猪肚 1 个，猪脬 1 个，食盐适量。

【制　　作】将山药、覆盆子、猪脬放入猪肚内，缝合切口，煮熟后取出，去掉覆盆子。将猪肚和猪脬切片后放入汤内，再煮片刻，加食盐调味即可。

【用　　法】可在中、晚餐间食用。

【功　　效】健脾益肾，固精缩尿。

（二）大便失禁

止泻茶

【原　料】茶叶15克，炮姜、精盐各3克，粳米30克。

【制　作】将粳米熬成稀粥，取清汤冲泡茶叶、炮姜、精盐。

【用　法】代茶饮用。

【功　效】温中止泻，调理肠胃。

小杏叮嘱

（1）保持规律的排便、排尿习惯。每次便后用温水清洗皮肤，局部皮肤涂抹护肤膏，勤换衣裤，必要时可使用尿垫、护垫等。

（2）保持积极乐观的心态，相信在医护人员的指导下，一定能够好起来。

（3）大便失禁者，避免吃产气或易导致腹泻的食物，如牛奶、白薯等。尿失禁者，保持每日液体总摄入量（包含三餐以及水果、饮料）达2000毫升。睡前限制饮水，避免饮用咖啡、浓茶、可乐、酒等。

（4）大小便失禁对老年人生理、心理的影响不可忽视，明确病因，对症治疗，以防耽误病情。

专家提醒

对于功能性大小便失禁，中医常从脾胃论治，以健脾益胃为主，治疗效果较好。某些器质性病变可引起小便失禁，如前列腺增生、泌尿系统肿瘤、直肠肿瘤、粪便嵌顿、下尿路梗阻、脊髓损伤及泌尿系统感染等；而大便失禁可能是直肠溃疡、炎症、肿瘤、狭窄等病变引起的。因此，大小便失禁的患者应及早去医院检查，以防病情进展。

四、视力下降

视力一直很好的王爷爷近来发现，看报时眼前一片模糊，报纸拉近贴在脸上也无济于事，调亮台灯，把报纸放远一点后稍微好一点，但没多久就感到脖子酸痛，眼睛胀痛流泪。

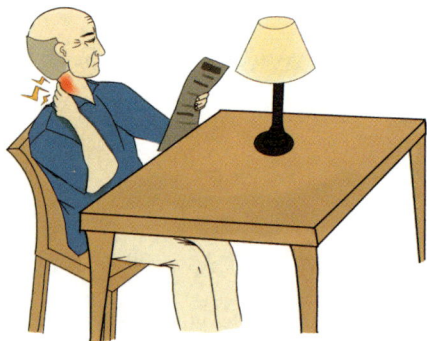

小杏答疑

王爷爷：小杏，我最近碰到一件奇怪的事，近处的东西看不清，远处的东西反而看得很清楚。

小杏：王爷爷，其实这并不奇怪，您可能是老年性视力下降，简称老视，是步入中老年后出现的视觉障碍。视觉障碍会影响生活，时间久了还会对身心产生不良影响，因此要引起重视。

王爷爷：我老伴还没出现这种情况，请问有什么办法可以预防吗？

小杏：老视是可以预防的。您可以告知王奶奶经常眨眨眼，多转动眼睛，或者洗净双手后用手轻揉眼部，锻炼眼肌，看书报时眼睛距离书报30厘米以上，不要在光线过强或昏暗的环境下读书、看报，看电视、看电影的时间不宜过久。从昏暗处到阳光下要闭目，不要让太阳直射眼睛。多做全身运动，多吃富含维生素、优质蛋白的食物。

小杏妙招

妙招一：穴位按摩

【操作方法】

（1）采用一指禅推法推太阳、阳白、印堂穴，往返5~6遍。

太阳

瞳孔垂直向上

阳白

眉上1寸

印堂

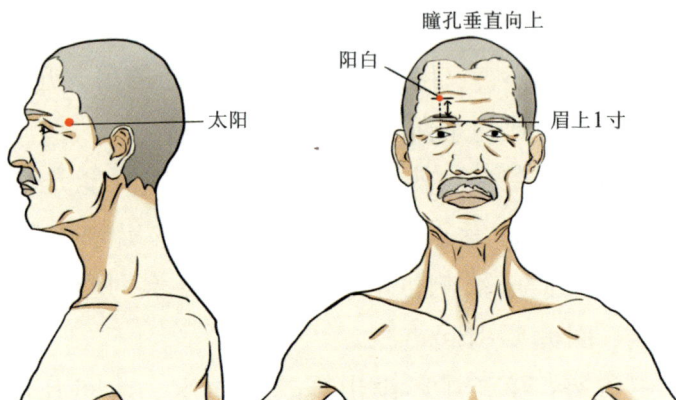

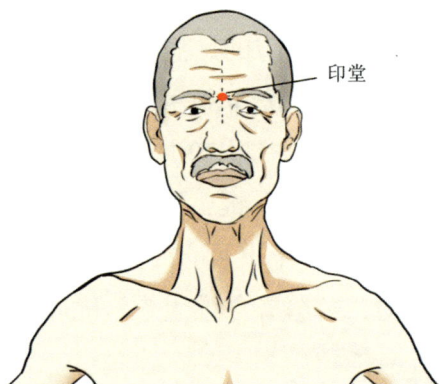

（2）揉睛明、攒竹、鱼腰、丝竹空、太阳穴，每个穴位 1~2 分钟。

目内眦　眶内眦壁　睛明

眉头　攒竹

瞳孔垂直向上　鱼腰

丝竹空

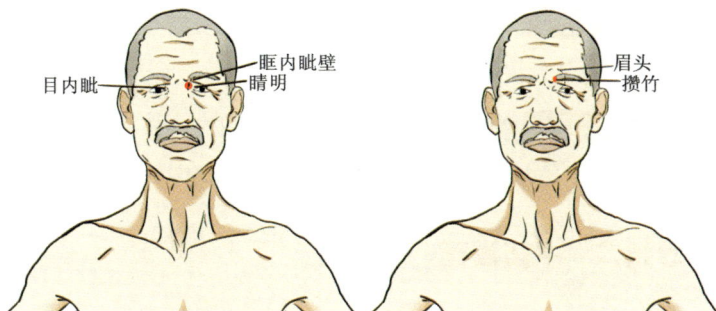

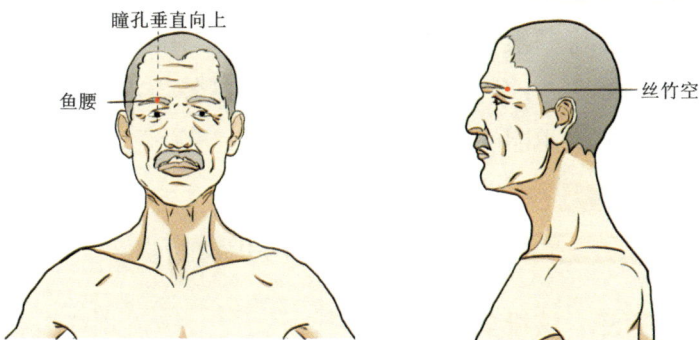

（3）从内向外分推上下眼眶 3 分钟。

（4）按揉养老、光明穴，每个穴位 1~2 分钟。

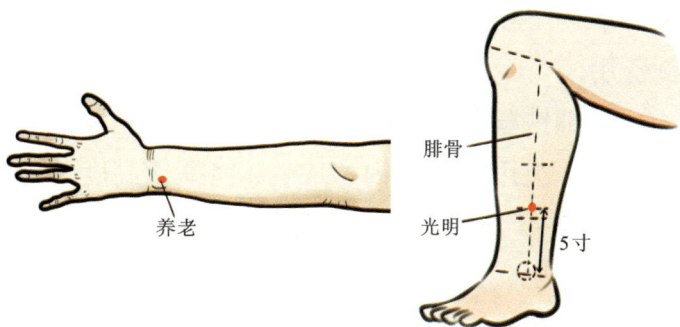

养老

腓骨　光明　5寸

【功　　效】改善眼部血液循环，缓解眼部疲劳，预防眼部疾病。

【注意事项】剪短指甲，洗净双手，用指腹按揉穴位，力度以穴位感到酸胀为宜，每日 1~2 次。

妙招二：中药熏蒸

【操作方法】菊花 10 克，枸杞子 15 克，决明子 15 克，加水煮沸后将药液盛入杯中，闭上双眼，用药液热蒸汽熏蒸眼部。每次 20 分钟，每日上午、下午各 1 次，2 次间隔时间不少于 1 小时。

【功　　效】清肝明目。

【注意事项】注意蒸汽温度，防止烫伤。

妙招三：核桃灸

【操作方法】此法所用灸具可购买成品，也可自制。制作方法如下。

（1）取一个核桃从中线劈开，去仁，取壳（壳不可有裂缝）备用。

（2）用细铁丝制成一副眼镜架，外用医用胶布缠紧。

（3）镜框上用钢丝向内弯成钩，镜框钩高度约为 2 厘米，长度为 2~3 厘米，以备插艾条用。

（4）将核桃壳放入菊花枸杞药液中浸泡 3~5 分钟。

（5）将核桃壳固定在眼镜框上，再将 5~7 厘米长的艾条点燃插在镜框钩上，施灸。

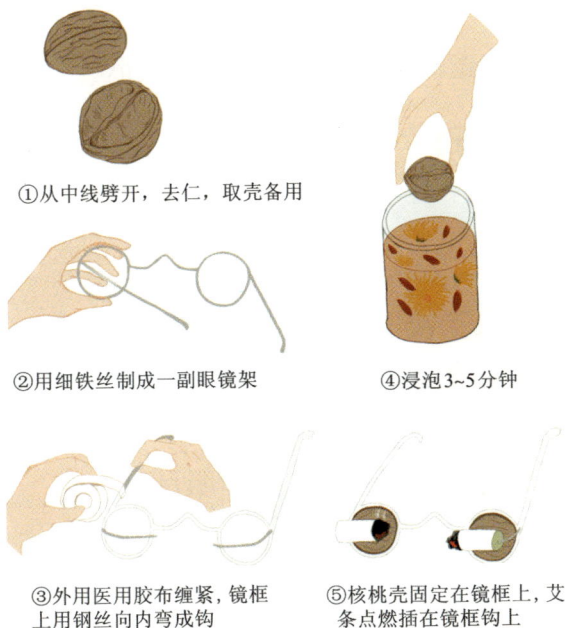

①从中线劈开，去仁，取壳备用

②用细铁丝制成一副眼镜架

④浸泡3~5分钟

③外用医用胶布缠紧，镜框上用钢丝向内弯成钩

⑤核桃壳固定在镜框上，艾条点燃插在镜框钩上

【功　效】核桃壳表面有许多微孔，是一种吸附效果较好的材料，能很好地吸收艾条的药力，被菊花枸杞药液浸泡过的核桃壳熏灸能起到补肾养肝、醒脑明目的效果。此外，核桃灸产生的蒸汽熏蒸眼部，可使眼部有温热潮湿感，有利于眼部疾病的治疗。

【注意事项】

（1）身体坐直，面向正前方。

（2）核桃壳受热均匀。

（3）全程有人陪护，以防烧伤。

（4）在没有菊花枸杞药液浸泡的情况下，可暂时用茶叶水或白开水代替，绝对不能用干燥的核桃壳，这样容易烧坏核桃壳，且熏灸时容易烫伤皮肤。

小杏食谱

1. 决明子茶

【原　料】决明子 10 克。
【制　作】开水冲泡。
【用　法】代茶饮用，但睡前不宜饮用。
【功　效】润肠通便，降脂明目。

2. 蒸大枣

【原　料】大枣数粒。
【制　作】放入蒸笼或蒸饭时蒸制。
【用　法】每日可食用 4~5 粒。
【功　效】补气，生血，明目。

3. 清炒胡萝卜

【原　料】胡萝卜 300 克，植物油、料酒、盐、葱花各适量。

【制　作】将胡萝卜切丝，加入植物油、料酒、盐、葱花，翻炒至微熟即可，注意不可太熟。

【用　　法】早、中、晚餐均可食用。

【功　　效】养肝明目。

小杏叮嘱

（1）看书、看电视的时间不宜过长；选择印刷清晰、字体较大和不反光的阅读材料；保证充足的睡眠时间。

（2）低脂饮食，多吃新鲜蔬菜、水果，每日 400～500 克，以补充维生素；多吃花生、牛奶、鱼类；每日饮水量为 2500 毫升左右；戒烟，限酒，减少咖啡因的摄入。

（3）保持一定的运动量，外出活动安排在白天进行。

专家提醒

（1）老年人如果有老视的问题，应及时去眼科检测视力，必要时进行规范的验光和矫配。

（2）老年人应定期接受眼科检查，如果短期内出现视力急剧下降、眼睛疼痛、充血明显，伴有身体其他症状或基础疾病发作，应及时到医院进行相关检查。

五、听力下降

李爷爷怀疑妻子耳朵有问题，决定考验一下她的听力。他先后走到妻子身后 10 米、6 米、3 米的地方，呼叫"老伴儿"，都没有听到回答。就在李爷爷准备发火的时候，他听到妻子说："听见了，这是我第三次回答！"李爷爷这才意识到，耳朵有问题的不是妻子，而是他自己。

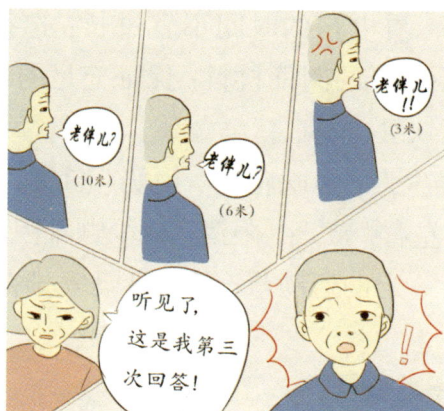

小杏答疑

李爷爷：最近我听力有些下降，是耳朵有什么问题了吗？

小杏：医生在病历上给您写的诊断是"老年性聋"。老年性聋即年龄相关性听力损失，是较常见的老年慢性病。老年性听力下降是由年龄增长导致的听觉器官功能减退，可由多种原因引起，如心血管疾病，长期服用庆大霉素、阿司匹林等具有耳毒性的药物，长期吸烟或不正确的挖耳习惯，长期使用耳机或生活环境中噪声较大等。

李爷爷：听力下降可以治好吗？

小杏：老年性听力下降一般会随着年龄增长而逐渐加重。不过，我们可以采取一些保健措施来延缓听力下降。

小杏妙招

妙招一：鸣天鼓

【操作方法】

(1)掌心摩擦耳郭正反面各两个八拍。

鸣天鼓

(2)拇指和示指捏住耳轮部由上向下揉捏两个八拍。

(3)拇指和示指向上提拉耳尖，向下向外揪耳垂，摩擦耳垂，3个动作各两个八拍。

(4)小指指腹按摩三角窝、耳甲艇、耳甲腔各两个八拍。

(5)两掌心分别紧贴双耳，示指、中指置于枕部，轻轻叩击两个八拍。

(6)每日2次。

【功 效】醒脑提神，聪耳明目。

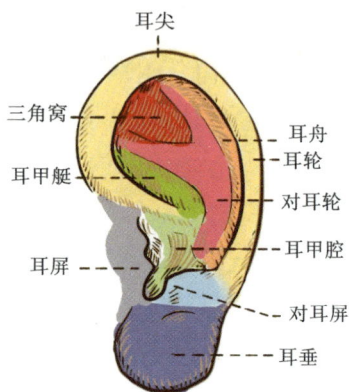

耳尖

三角窝

耳甲艇

耳屏

耳舟

耳轮

对耳轮

耳甲腔

对耳屏

耳垂

妙招二：抖肾操

【操作方法】

（1）双手握成空拳，贴拳于肾俞穴处。

抖肾操

（2）踮起脚后跟，保持脚尖不离地，通过双脚上下抖动带动身体抖动，至腰部感觉轻微发热。

（3）膝关节损伤者可以用"擦肾"代替"抖肾"，即搓热双手，掌心上下摩擦肾俞穴至发热。

【功　　效】固肾，健腰，聪耳。

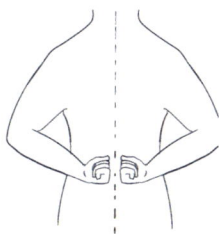

①双手握成空拳，
贴拳于肾俞穴

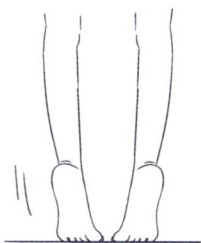

②踮起脚后跟，脚尖
不离地

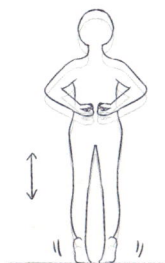

③双脚上下抖动带动
身体抖动

妙招三：穴位按摩

【操作方法】指腹按摩耳屏前听宫、听会两穴。按摩力度以穴位处感到酸胀为宜，动作宜慢，每个穴位按摩 3 分钟左右。

【功　效】治疗耳聋、耳鸣。

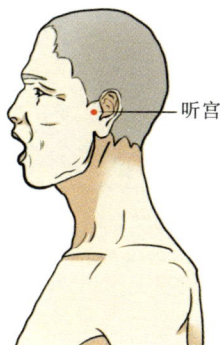

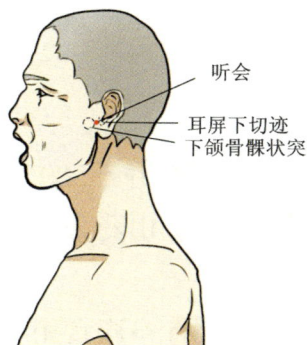

听宫

听会

耳屏下切迹
下颌骨髁状突

小杏食谱

1. 葛根糊

【用　　法】葛根粉 25 克。

【制　　作】用 100℃ 的水约 200 毫升冲调成糊状。

【用　　法】餐间或晨起食用。

【功　　效】解热生津，升发清阳。

2. 黑芝麻核桃糊

【用　　法】黑芝麻、核桃仁各 25 克。

【制　　作】研成细末后用 100℃ 的水 200 毫升冲调成糊状；也可用黑芝麻、核桃粉成品直接冲服。

【用　　法】餐间或晨起食用。

【注意事项】胃肠道功能紊乱者慎用。

【功　　效】补肾健脑。

3. 蓝莓山药泥

【原　　料】山药 300 克，蓝莓酱适量。

【制　　作】山药去皮，蒸 10 分钟左右，制成泥状，加入蓝莓酱。

【用　　法】空腹食用。

【功　　效】益气养阴，健脾补肾。

小杏叮嘱

（1）将电话听筒声音调大，洗脸时避免水进入耳朵，掏耳朵不宜使用硬物或掏得过深。

（2）亲属应给予听力下降的老年人情感支持，以避免其产生自卑、烦躁等情绪。

（3）清淡饮食，减少脂肪摄入，多吃新鲜水果、蔬菜，以及葛根、黄精、山药、黑芝麻等药食同源的食物；戒烟、限酒。

（4）适当锻炼以增强体质，如散步、慢跑、太极拳、八段锦等。

专家提醒

（1）可根据医嘱服用扩血管、改善微循环、营养神经的药物。定期到正规医院的耳鼻喉科门诊进行听力检测。

（2）听力损失在60分贝左右者可佩戴助听器。助听器的类型可在医生指导下根据自身情况选择。

（3）中医学认为，老年人逐渐出现听力下降，是因自然衰老而发生的缓慢功能减退，是一种生理现象。但如果出现突发性听力下降、听力下降程度较重或伴有其他表现，建议及时就医。

第二节　饮食

一、食欲下降

73 岁的吴爷爷是一位资深"吃货"，但近年来食欲持续下降，常感口干乏味，以前喜欢吃的东西现在吃几口就肚子胀，对美食也没有以前那么感兴趣了。

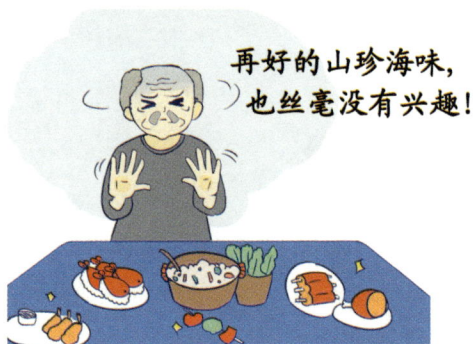

再好的山珍海味，也丝毫没有兴趣！

小杏答疑

吴爷爷：人生一半的享受来自美食，我年轻时能吃能睡，可现在"吃嘛嘛不香"，这是哪里出问题了呢？

小杏：老年人胃口不好，不想吃饭，最常见的原因是功能性消化不良，表现为腹胀、不欲饮食、大便干结等。

其次，慢性胃炎、消化道肿瘤等也会表现为食欲减退、腹胀腹痛、消瘦乏力等。另外，疲劳或紧张、过饮过食、运动量不足、慢性便秘等都可引起食欲下降。

小杏妙招

妙招一：穴位贴敷

【操作方法】 将神曲、麦芽、陈皮、山楂、白豆蔻各6克煮熟，研成细末，调成药泥后趁热贴在神阙穴上，用纱布敷好，待药泥干燥，揭去即可。

【功　　效】 行气，消食。

妙招二：推任脉联合摩腹

【操作方法】

（1）患者取仰卧位，操作者右手掌叠放于左手背上，左手掌心贴着皮肤，沿任脉（人体前正中线）由上向下单

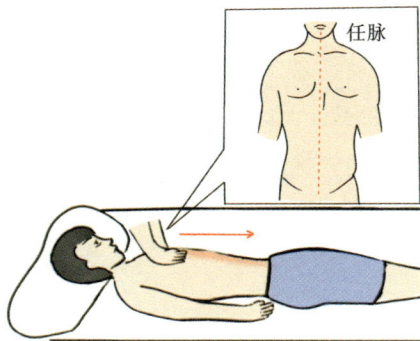

任脉

一方向推擦直至手掌发热。

（2）右手掌贴于肚脐部，左手掌叠放于右手背上，稍稍用力按压，以肚脐为中心，逆时针揉按，按摩的范围由小到大，连续按揉36圈；再将左手掌贴于肚脐部，右手掌叠放于左手背上，顺时针按揉36圈。

【功　效】促进消化，通利大便。

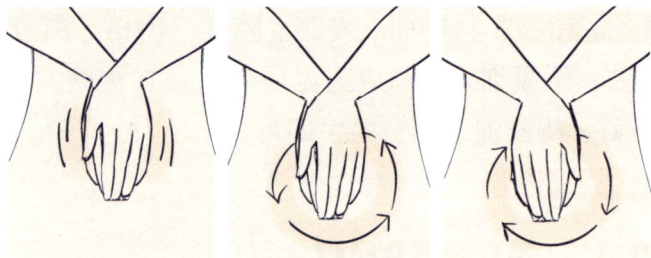

①左手掌叠放于右手背之上，稍稍用力按压　②逆时针36圈　③顺时针36圈

妙招三：芳香疗法（精油浴）

【操作方法】

方法一：泡澡时加入精油10滴左右，充分舒展身心。

方法二：在香熏炉中加入1/2的温水，滴入1~2滴精油，使精油慢慢挥发。

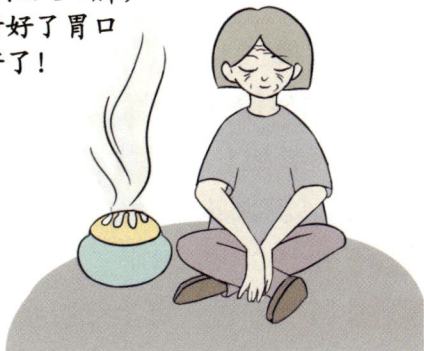

幽香沁人心脾，
心情好了胃口
也好了！

【功　　效】调节食欲，改善因压力或者沮丧引发的食欲不佳，比如厌食症。紫苏精油、黑胡椒精油和姜精油可以激起食欲，佛手柑精油、甜茴香精油和广藿香精油可以通过调节情绪而增加食欲。

小杏食谱

1. 山楂麦芽饮

【原　　料】山楂 10 克，麦芽 10 克，红糖适量。

【制　　法】将山楂、麦芽熬汁 100 毫升，加入红糖，作为饮料饮用。

【用　　法】每日 2 次。

【功　　效】消食化滞，健脾开胃。

2. 核桃川芎茶

【原　　料】核桃仁 10 克，川芎 6 克，紫苏 6 克，雨前茶 6 克，老姜、白砂糖各适量。

【制　　法】将核桃仁、川芎、紫苏、雨前茶、老姜水煎取汁，加入白砂糖调味。

【用　　法】每日 2 次，温服。

【功　　效】行气和胃。可治疗腹胀、不思饮食。

3. 山药百合大枣粥

【原　　料】山药 90 克，百合 40 克，薏苡仁 30 克，大枣 15 枚，粳米适量。

【制　　法】共同煮粥。

【用　　法】每日 2 次，温服。

【功　　效】滋阴养胃，清热润燥。适宜于胃阴亏虚之饮食减少者。

小杏叮嘱

（1）生活规律，坚持定时、定量、定质进食，不能暴饮暴食；戒烟忌酒，过量饮酒或每餐必饮酒的习惯一定要戒除。

（2）保持心态乐观，放松。

（3）保持口腔卫生。

（4）就餐时应专心，保持情绪稳定，避免考虑复杂、忧心的问题，纠正就餐时争论问题、安排工作的习惯，可适当以音乐为"佐餐"。

（5）适量运动，规律锻炼，可选择八段锦、太极拳等。

专家提醒

（1）老年人脾胃气虚或胃阳不足，易导致食欲下降。老年人味觉改变一般以咸味和甜味感觉下降为主，所以经常觉得吃饭没有味道。如果长期摄入不足，会导致营养不良，进而影响健康和疾病的康复；如果增加盐和糖的摄入量，口味变"重"，高盐、高糖会增加血管性疾病和代谢性疾病的风险。

（2）食欲减退可由多种功能性或器质性病变引起，需引起重视。如出现不明原因的食欲下降，应尽早去医院诊治。

二、吞咽障碍

83岁的沈奶奶喝水后经常呛咳，每次喝完后都要咳上好一会儿。有一天早上起来，沈奶奶感觉昨晚吃的药丸还粘在喉咙里，吞也吞不下，咳也咳不出，特别难受。

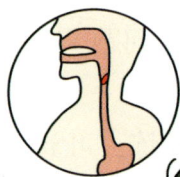

药丸吞不下去！
也咳不出来！

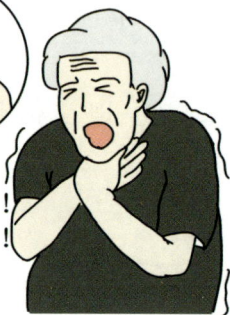 **小杏答疑**

　　沈奶奶：小杏，医生说我吞咽障碍，是我喉咙里长了东西，导致食物吞不下去吗？

　　小杏：您的情况不是这样的。吞咽障碍是由多种因素引起的，吞咽时咽下困难，比较喜欢"缠"着老年人，不仅会对进食及营养吸收造成影响，还易引起营养不良、误吸和吸入性肺炎等并发症。因此，我们需及时采取有效的康复训练。

　　沈奶奶：康复训练要做多久？

　　小杏：老年人吞咽障碍的康复是需要一段时间的，在训练期间，您也可以自己在家做些简单易行的锻炼，如鼓漱咽津、穴位按摩等，可以助您早日康复。

小杏妙招

舌操

妙招一：鼓漱咽津

【操作方法】

（1）舌头先顺时针转 5 圈，再逆时针转 5 圈，10 圈为 1 个小节，通过舌头搅拌使口中津液增多。

（2）将口中津液分 3 次咽下，要大口并用力往下咽。

（3）当第二、三口津液不足时，可闭口用力嗽，以此增加津液，再用力咽。

（4）早晚各做 1 次，每次可做 5～10 个小节，3 个月为 1 个疗程。

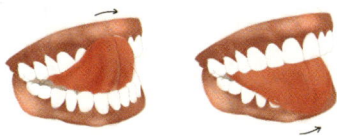

①顺时针转 5 圈，逆时针转 5 圈

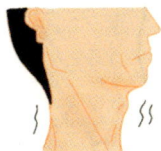

②将津液分 3 次咽下

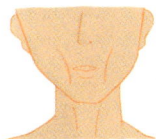

③用力嗽，再用力咽

【功　效】锻炼舌肌功能。

【注意事项】 舌前部紧贴牙龈，对牙龈进行转圈按摩。

妙招二：穴位按摩

【操作方法】

（1）取天突、廉泉、人迎穴，每个穴位顺时针、逆时针各按摩 16 圈。

（2）以患者局部感觉酸胀、皮肤微红为宜，切忌暴力按压。

（3）早晚各 1 次，每次 15 分钟左右，1 个月为 1 个疗程。

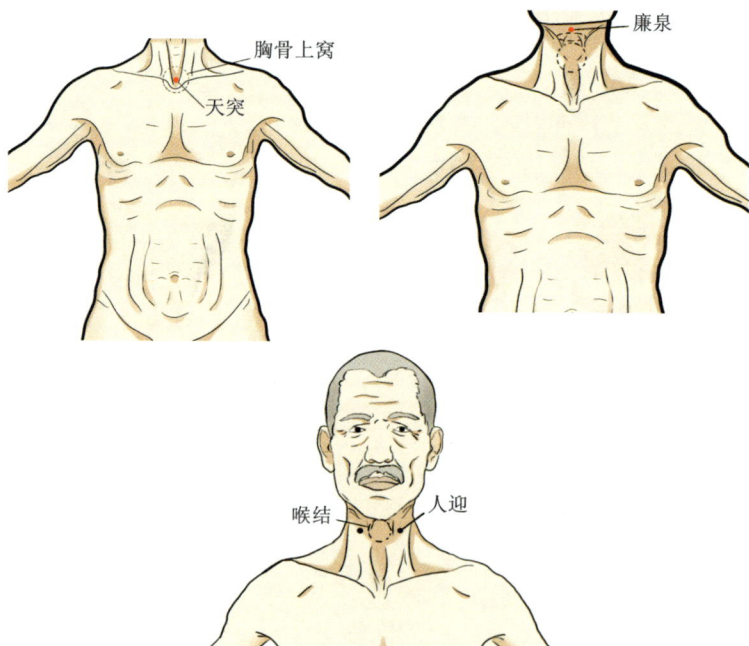

【功　　效】利咽，促进吞咽功能。

小杏食谱

1. 山药莲子粥

【原　　料】莲子 100 克，山药 100 克，高粱米 100 克，枸杞子 50 克。

【制　　法】共同煎煮成粥。

【用　　法】晨起或两餐之间服用。

【功　　效】健脾益气。

2. 薏米莲子羹

【原　　料】薏苡仁 50 克，白扁豆 50 克，莲子 50 克，粳米 50 克，生山楂 30 克。

【制　　法】共同煎煮成粥。

【用　　法】晨起或两餐之间服用。

【功　　效】健脾益气，燥湿化痰，活血通络。适宜于吞咽困难、咽干舌燥者。

小杏叮嘱

（1）饮食上不可"因噎废食"，在安全进食的前提下应有意识地保障营养。

（2）宜选择稍稠、柔软、少渣、不易粘食道的食物，如蛋羹、粥等，如需食用馒头、蛋黄、汤圆等，应当以稀饭进行搭配。

（3）进食过程中，速度不宜过快，一口可分成两口吃，完全咽下后再吃下一口，在床上进食时采取坐位或将床头抬高，避免在情绪激动或哭笑时进食。

（4）在医生指导下进行吞咽、进食训练，有针对性地开展口咽部肌群功能训练，可改善吞咽障碍。

专家提醒

（1）吞咽障碍常见于中风后的患者，其治疗是一个难题，现代医学主张康复训练，积极改善脑代谢、脑循环，再用吞咽治疗仪、电刺激等进行辅助治疗。

（2）中医临床常用针刺、艾灸等方法，如：芒针透刺全知穴；针灸刺激治呛、提咽、发音等穴位。

第三节　运动

一、跌倒

半年前，65 岁的王奶奶在去老年大学的路上跌倒，致小腿骨折，手术后休养半年终于康复了，不料前几天去买菜的途中再次跌倒，所幸这次并无大碍。

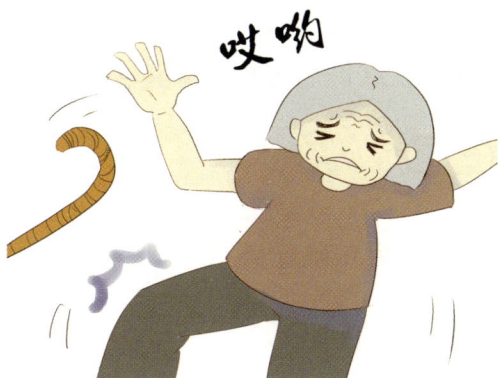

哎呦

小杏答疑

王奶奶：我为什么这么容易跌倒呢？

小杏：跌倒是老年人较常见的一种意外，是多种因素相互作用的结果，包括身体功能减退、平衡功能下降，以及疾病、药物、环境、心理因素、照护缺失等，其中身体功能减退是老年人发生跌倒的重要原因。

王奶奶：人老了，可经不起几次跌倒呀！

小杏：是的。研究发现，跌倒是导致我国老年人非故意伤害的首要原因，常给老年人带来严重的生理、心理负担，降低老年人生活质量和健康水平的同时也给社会带来了巨大的损失。

王奶奶：我听说跌倒后不要随便起身，否则可能伤得更重，是这样吗？

小杏：您说得很对。老年人骨质比较疏松，跌倒后容易骨折，随便翻身或站起，可能导致继发性损伤，所以老年人应该学会在跌倒后如何正确起身。

小杏妙招

妙招一：跌倒后正确起身

【操作方法】

（1）若背部先着地，应弯曲双腿，挪动臀部到放有毯子的椅子或床旁，使自己较舒适地平躺。

（2）充分休息后再翻转身体，变成俯卧位。

（3）双手支撑地面，抬起臀部，弯曲膝关节。

（4）面向椅子跪立，双手扶住椅面，以椅子为支撑，努力站起来。

【操作图解】

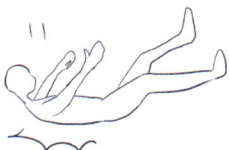

①背部着地

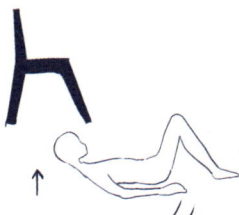

②弯曲双腿，挪动臀部到放有毯子的椅子或床旁

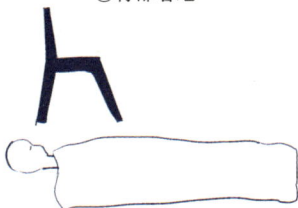

③舒适地平躺，盖好毯子，保温；充分休息

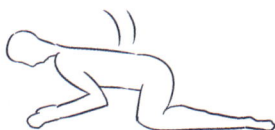

④俯卧位，双手支撑地面，抬起臀部，弯曲膝关节

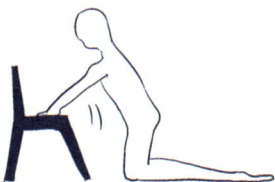

⑤面向椅子跪立，双手扶住椅面，以椅子为支撑

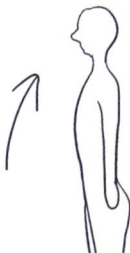

⑥尽力站起来

【功　　效】防止继发性损伤。

【注意事项】如有条件，要及时向他人求助。

妙招二：太极拳

【操作方法】 简化太极拳(二十四式)整套动作分为 8 组，包括"起势""收势"等 24 个动作，练习时间为 5~6 分钟。

【功　　效】 太极拳是一种意识、呼吸、动作密切结合的运动。"以意领气，以气运身"，用意念指挥身体，用呼吸协调动作，长期坚持可以提高柔韧性、协调性，改善体质，促进健康。

【注意事项】

(1)选择清晨或傍晚练拳，避免空腹练习，做好热身运动。

(2)打拳宜慢不宜快，用意不用力，手法柔缓轻松，呼吸深匀细长。

小杏食谱

杜仲核桃饮

【原　　料】 杜仲 10 克，补骨脂 10 克，核桃仁 10 克，食盐适量。

【制　　作】 将杜仲、补骨脂、核桃仁去除杂质，洗净。一同放入砂锅，加入适量清水，大火烧开后再以小火炖半小时，加入食盐调味。

【用　　法】早晚服用。

【功　　效】补益肝肾，强筋健骨。

小杏叮嘱

（1）放慢起身、下床的速度，避免睡前饮水过多导致夜间多次起床如厕，晚上床旁尽量放置小便器。

（2）转身、转头时动作要慢，保持步态平稳。上下楼梯、如厕时尽可能使用扶手。

（3）选择舒适合身的衣服，避免穿着过于紧身或过于宽松，以防行走时绊倒。鞋子尺码合脚，避免穿拖鞋、高跟鞋。

（4）保持积极健康的心态，不要过度紧张。

（5）注意荤素搭配、营养均衡，不能偏食。建议选择牛奶、鸡蛋、瘦肉等富含蛋白质的食物，以增加肌肉力量。多食用蔬菜、水果、坚果、粗粮等，以补充维生素 C、维生素 E 等，减少肌肉衰减，增强免疫功能。还可通过晒太阳或口服维生素 D 预防骨质疏松。

（6）避免去人多湿滑的地方。乘坐交通工具时，等车辆停稳再上下车，切勿追赶。夜间活动最好有家人陪伴。

专家提醒

（1）若老年人发生跌倒后意识不清，目击者应立即拨打急救电话。如无相关专业知识，不要随意搬动，以免加重病情。

（2）跌倒后应在家人陪同下到医院诊治，查找跌倒危险因素，评估跌倒风险，制订预防措施及治疗方案。

（3）建议老年人随身携带身份信息卡，以便救助人员联系家属。必要时可以请专业机构进行居家适老改造。

二、行走障碍

小区楼下的李大爷手抖了半年，最近一个月越来越严重，小碎步迈得越来越快，感觉随时会跌倒。医生告诉李大爷的女儿小美，这是帕金森病，出现了步态不稳的症状……

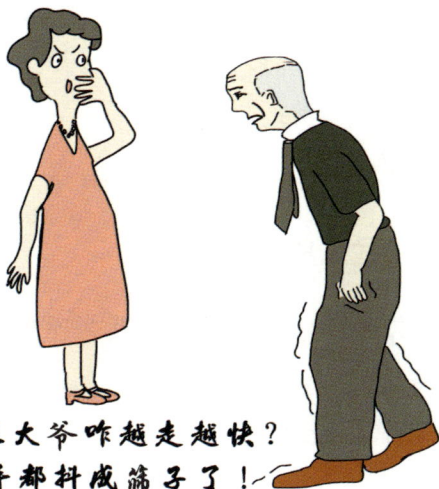

王大爷咋越走越快？
手都抖成筛子了！

小杏答疑

　　小美：行走障碍是走路困难吗？

　　小杏：行走障碍指独立行走能力受限的状态，是由渐冻症、中风、帕金森病、外伤、腰腿关节病以及年龄增大等情况导致的正常独立行走能力受损，需要他人或辅助工具帮助才能行走的一种状态。您父亲的行走障碍是由帕金森病引起的。

　　小美：发生行走障碍后只能躺在床上吗？

　　小杏：当然不是。生命不息，运动不止。我们应鼓励行走障碍的老年人坚持行走锻炼，因为长期卧床或静坐是一种不健康的生活方式，容易导致各种慢性病的发生，如失用性肌萎缩、骨质疏松、心肺功能下降、泌尿系感染、深静脉血栓等。

🧑 小杏妙招

妙招一：坐式八段锦

坐式八段锦是融自身形体活动、呼吸吐纳、心理调节为一体的民族传统运动项目，在我国健身术中占有重要地位。其动作柔和缓慢、简单易学、安全有效，坐位即可完成。

【操作方法】 坐式八段锦由八式组成，包括"宁神静坐""手抱昆仑""微摆天柱"等动作，每次练习时间为 20~50 分钟，每周 3~5 次。

坐式八段锦

【功　效】 提高身体的柔韧性和平衡能力。

【注意事项】 起床和睡前可在床上练习，次数和强度可因人而异，最好在练习前进行深呼吸若干次。

妙招二：艾灸疗法

【操作方法】

（1）艾灸劳宫、涌泉穴及人中穴。

劳宫

人中

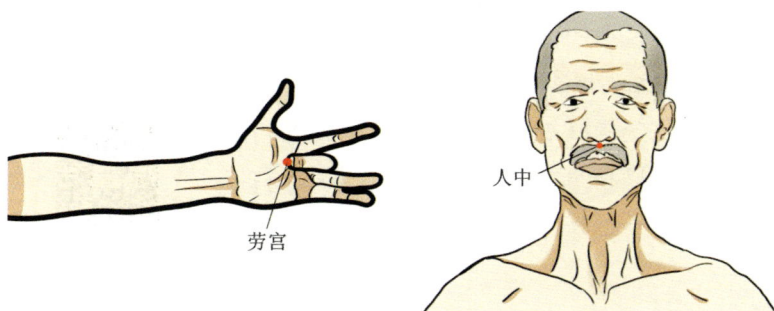

（2）将艾条一端点燃，对准腧穴，距离皮肤 2~3 厘米，熏灸。

（3）以局部有温热感而无灼痛感为宜，一般每处灸 5~7 分钟，局部皮肤红晕即可。

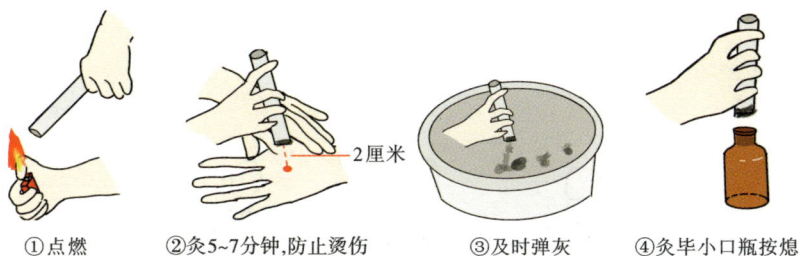

2厘米

①点燃　　②灸5~7分钟,防止烫伤　　③及时弹灰　　④灸毕小口瓶按熄

【功　效】补益气血，调养脏腑。

妙招三：平衡训练

【操作方法】

平衡功能训练

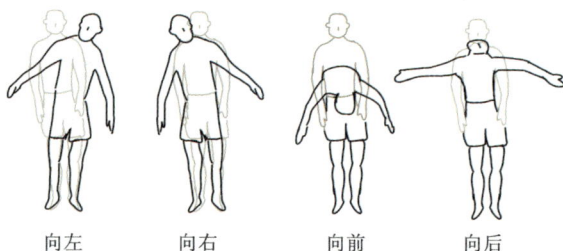

方法一：双足分开与肩同宽，进行重心转移。身体重心向左→中立→向右→中立→向前→中立→向后→中立。

向左　　　向右　　　向前　　　向后

方法二：前后踏步。一侧下肢负重，另一侧下肢向前迈步→中立→向后退步；左右交替。

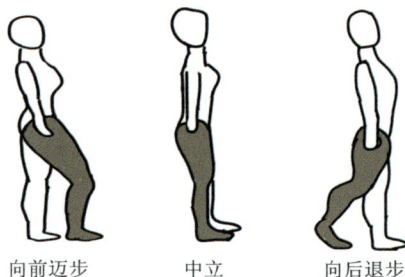

向前迈步　　　中立　　　向后退步

方法三：活动练习。向前迈一步去抓球或从地上拾

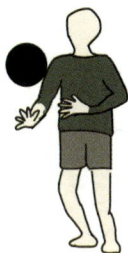

起物体；伸手去接从不同方向抛来的球；迈步跨过障碍物。

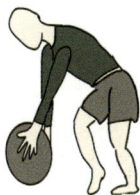

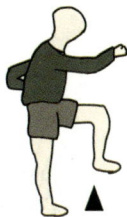

向前迈一步抓球　　接不同方向抛来的球　　迈步跨过障碍物

【注意事项】

（1）平衡训练应从静态平衡逐步过渡到动态平衡。

（2）训练时有人在旁守护，以防跌倒。

（3）训练中外力不要过强；应循序渐进，与肌力练习同步进行。

（4）发现不适及时停止。

妙招四：步态训练

【操作方法】

（1）双眼直视前方，起步时先足跟着地，接着足尖着地，跨步要尽量慢。嘴里轻念"一二一"的口号，双上肢在行走时配合前后摆动。

（2）下肢训练时双腿稍分开站立，双膝微屈，向下弯腰，双手尽量触地。

（3）左手扶墙，右手抓住右脚向后拉，维持数秒，然后换左侧下肢重复。

（4）做踢腿运动。

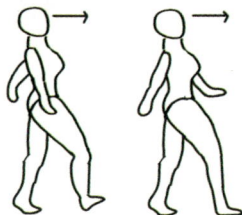

①先足跟着地，再足尖着地　②双手尽量触地

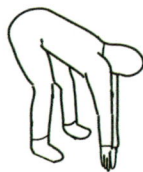

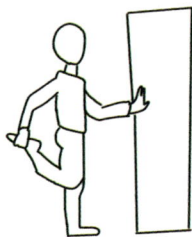

③维持数秒，换左侧下肢重复　④做踢腿运动

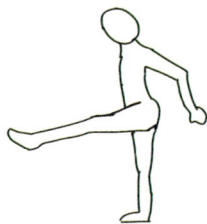

小杏食谱

1. 杜仲茶

【原　料】干杜仲 10 克。

【制　　作】将杜仲放入杯中，沸水冲泡 10 分钟即可。

【用　　法】早、中、晚各一杯。

【功　　效】补肝肾，强筋骨。阴虚火旺人群不宜饮用。

2. 枸杞蒸鸡

【原　　料】枸杞子 15 克，子母鸡 1 只，葱、姜、清汤、料酒、食盐、胡椒粉各适量。

【制　　作】将子母鸡(尚未生蛋、营养丰富的小母鸡)切块，焯水洗净，沥干水分，随后将枸杞子装入鸡腹，放于炖盅中，加入葱、姜、清汤、料酒、食盐、胡椒粉，将盅盖好，隔水大火蒸 2 小时即成。

【用　　法】早晚温服。

【功　　效】强筋骨，补肝肾，活血脉。阴虚火旺人群不宜食用。

小杏叮嘱

(1)选择明亮、安全、方便的居住环境，室内活动区域安装把手或扶栏；尽量自己穿衣、脱衣以锻炼肌肉；日常穿戴宜宽松，避免用细小的纽扣，可用拉链代替；洗手间紧挨卧室，注意防滑，选择坐式马桶。

(2)保持健康、年轻的心态，积极参加集体活动。

（3）食物应多样化，尽量少吃动物脂肪，多吃杂粮和瓜果蔬菜；适量补充奶类和豆类，牛奶尽可能在晚饭后或睡前摄入，补充足够的纤维素和水。

（4）患者练习坐式八段锦时，应循序渐进、量力而行，科学合理安排运动量。

专家提醒

引起老年人行走障碍的原因有很多，除了颈椎病、腰椎病以外，一些内科疾病（如帕金森病、小脑萎缩、重症肌无力等）也可导致行走障碍。因此需要到医院详细检查，找到具体原因，才能对症治疗。

三、长期卧床

73岁的张大爷患高血压20余年，1个月前大发脾气后突然晕倒在地，送到医院被诊断为出血性脑卒中，虽然经过抢救保住了性命，但由于出血量多且治疗不够及时，医生告诉张大爷家人，以后很有可能会长期卧床，随时需要人照顾。

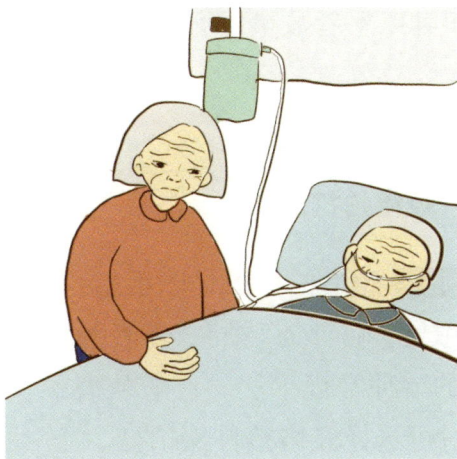

小杏答疑

张奶奶：长期卧床就是长期躺在床上吗？

小杏：长期卧床是指老年人因长期患病或伤残而导致日常生活能力减退，部分或完全需要人帮助，包括长期卧床、坐轮椅或只能室内生活不能外出。长期卧床可能引起肺部感染、压疮、泌尿系感染及结石、失用性肌萎缩、湿疹、下肢静脉血栓等。

张奶奶：哪些疾病会导致患者长期卧床呢？

小杏：造成老年人长期卧床的原因有很多，除了常见的中风以外，还有其他脑血管疾病、骨关节炎、高龄等，脑血管疾病是老年人长期卧床的首要病因，占50%

以上。相关数据显示，我国老年人平均不能自理率为8.81%，老年卧床患者数量巨大且逐年递增。

 小杏妙招

妙招一：经络拍打法

【操作方法】经络拍打法是以手指、掌、拳等循经络拍打穴位或患处，轻者为"拍"，重者为"打"，属于传统按摩疗法中的一种常规手法。一般从肩颈往下拍打到骶尾部，必要时可选择经络拍打棒拍打。

【功　　效】改善血液循环，增强内脏功能，促进新陈代谢。

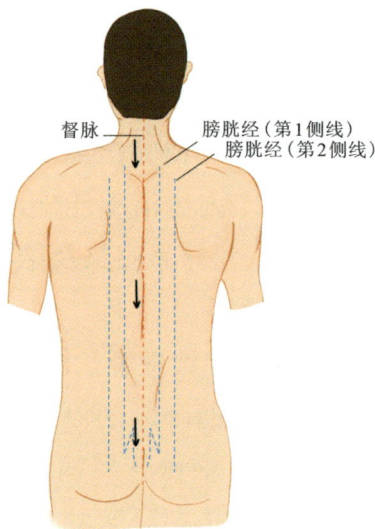

督脉　　膀胱经（第1侧线）
　　　　膀胱经（第2侧线）

妙招二：艾叶泡脚

【操作方法】

（1）取 30~50 克艾叶用纱布袋包好，放入水中，大火煮开，再用小火煮 5~10 分钟。

（2）将艾叶水过滤，放凉至水温 40~45℃泡脚即可。

（3）一般睡前浸泡双足 15~20 分钟，每日 1 次，连续 5~7 日。

【功　　效】温经散寒，疏通经络。

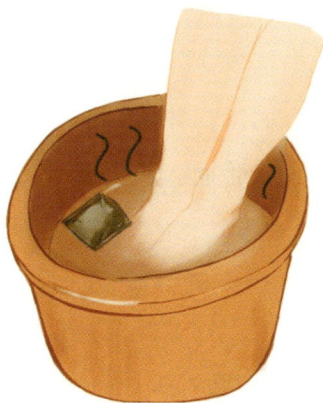

妙招三：空心掌拍背法

【操作方法】五指并拢、掌指关节微屈、掌心内凹，拍击时大小鱼际和指腹与患者的背部接触，从下往上，从外周向中央有节奏地叩击，要保证足够的力度，并嘱患者在拍背时配合咳嗽。此法可帮助患者排出气道分泌物，使静卧时扩张不足的肺叶充分舒张，预防坠积性肺炎。

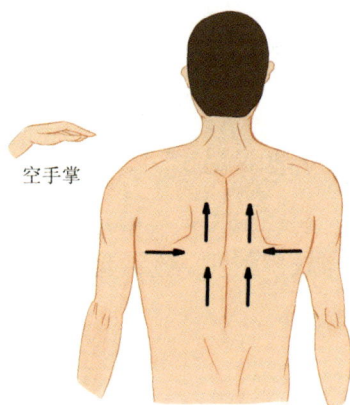

空手掌

【功　　效】行气活血，通经活络。

小杏食谱

燕麦南瓜粥

【原　　料】燕麦 10 克，南瓜 500 克，大米、盐、香油各适量。

【做　　法】南瓜去皮，切块。大米淘洗干净，加适量水，大火煮沸，转小火煮 15 分钟，加入南瓜、燕麦煮 10 分钟。待米烂粥熟、南瓜熟透时，加盐和香油调味即可。

【用　　法】三餐温服，每次服用不可过多，燕麦一天的总摄入量不超过 40 克。

【注意事项】腹泻、肠胀气时不建议服用。

【功　　效】补中益气，预防便秘。

小杏叮嘱

（1）保持房间整洁、美观，床旁桌上可放置一两束鲜花，增添房间的色彩。每日通风 1~2 次，每次 15~30 分钟；床上整洁、干燥、平整，床上用具经常更换、清洗。保持皮肤清洁，定时翻身、按摩，增加舒适感。如翻身困难，可找人协助，也可选用一些辅助器具。

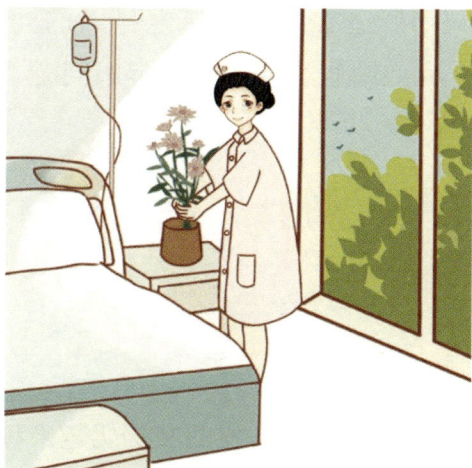

（2）家人的关心和陪伴是老年人精神上最大的支持，

鼓励老年人保持积极乐观的心态，树立战胜疾病的信心，重拾生活的热情。

（3）少食多餐，清淡饮食，避免辛辣刺激食物，多吃蔬菜和粗粮，增加膳食纤维的摄入量，多饮水，预防便秘。喂食速度不宜过快，饭后漱口，保持口腔清洁。

（4）中医学认为，"久卧伤气"，即使不能下床活动，也应鼓励老年人进行主动或被动锻炼，同时配合关节活动练习，或为其按摩肢体等，以预防关节僵硬。

专家提醒

卧床老年人照顾者照顾的时间越长，越容易发生心理问题。建议照顾者在照顾卧床老年人的同时，适当增加体育锻炼，有效减轻自身的心理健康问题。

第四节　情志

一、抑郁

最近，亲朋好友感觉 64 岁的文奶奶越来越不对劲，经常因为一点小事就流眼泪，对什么事都不感兴趣，整天愁眉苦脸。而且，她的食欲也变差了，还总说腹胀、恶心、接不上气，睡眠不好。

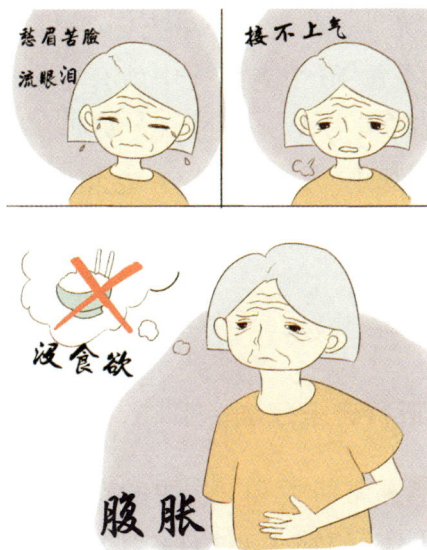

小杏答疑

文奶奶：医生说我得了老年抑郁症，我的性格是有些内向，但怎么突然就抑郁了呢？

小杏：老年抑郁症是指60岁以上老年人发生的抑郁障碍，是老年人常见的精神障碍之一。遗传因素、患者本身的性格特点、躯体疾病以及生活应激事件均与本病的发生有关，主要症状为持久的抑郁心境、思维迟缓、精力差、兴趣减退等。您偏内向的性格可能是引起抑郁的主要原因。

文奶奶：小杏，患老年抑郁症的人多吗？

小杏：据统计，在老年人群中，抑郁症的患病率为5%~15%，几乎每10个老年人中就有1个老年人会患抑郁症，且女性高于男性。不过，文奶奶，您也不用太着急，只要尽早发现、规范治疗，老年抑郁症是可以缓解的。

小杏支招

妙招一：五行音乐疗法

【操作方法】常听柔和、欢快的音乐，如中医五行养生音乐《紫竹调》《胡笳十八拍》《阳春白雪》《平湖秋月》等。听音乐的时间不宜太长，以30~60分钟为宜，音量不宜过大，以45~70分贝为宜，每日1次。可选择睡前聆听，辅助改善睡眠质量，提高疗效。

妙招二：穴位按摩

【操作方法】取太冲、神门两穴，以拇指指腹按揉3~5分钟，以局部出现酸胀感为度。

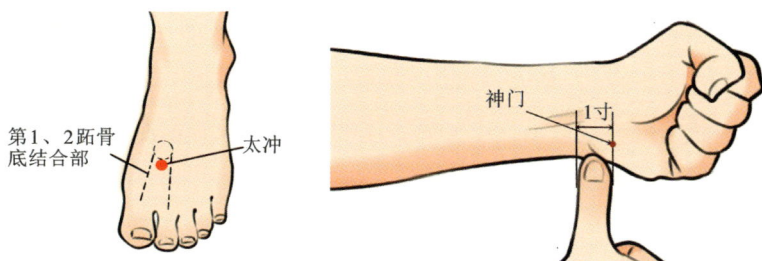

第1、2跖骨底结合部　太冲

神门　1寸

【功　　效】 宁心安神。

妙招三：马王堆导引术之仰呼

马王堆导引术源于长沙马王堆汉墓出土的一幅记载古人锻炼身体的养生图，结合了我国古老的中医学、养生学以及自然美学，古朴优美、内外兼修，是一套集修身、养性、娱乐、观赏于一体的健身功法。

【操作方法】

（1）站立，两腿分开与肩同宽，双手掌心相对，与肩同宽，随吸气伸直手臂，从身体前面缓慢、匀速上抬至头顶。

马王堆
导引术之仰呼

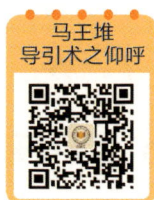

（2）手臂随呼气从身体两侧缓慢下落至与肩同高，挺胸，头向后仰，挺胸塌腰，两臂尽量外展。

（3）头转正，翻至掌心向下，双掌下落于体侧。

（4）抬起脚后跟，同时双掌向上摩运至腰侧，随即落下脚后跟、屈膝，同时双手贴腰际、环跳向下摩运，然后还原成站立动作。

（5）一上一下为1遍，重复3~5遍。

【功　　效】调和气息，平衡阴阳，通经活络。

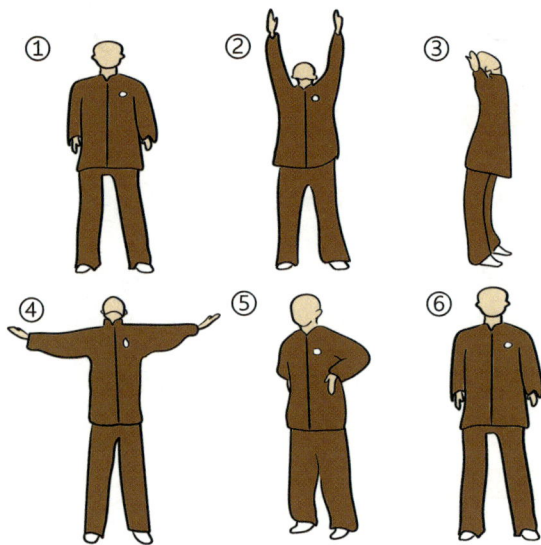

小杏食谱

1. 莲子百合粥

【原　　料】莲子30克，百合30克，粳米100克，冰糖30克，大枣数枚。

【制　　作】将莲子洗净，泡发，百合、粳米分别洗干净，与莲子、大枣一同放入锅中，加水适量，先用大火烧开，再用小火熬煮，快熟时加入冰糖，稍煮即成。

【用　　法】睡前服用。

【功　　效】滋阴健脾，养心安神。对于抑郁症有辅助治疗作用。

2.合欢红茶

【原　　料】红茶 1 克，合欢皮 15 克，红糖 25 克，甘草 3 克，芡实 25 克。

【制　　作】将合欢皮、芡实、甘草放入锅中，加水 1000 毫升，煮沸 30 分钟，去合欢皮、芡实和甘草渣，加入红糖，再煎至 300 毫升，后加红茶即可。

【用　　法】每日 1 剂，分 3 次温服。

【功　　效】宁心安神，主治抑郁性神经症。

3.远志枣仁粥

【原　　料】远志、炒酸枣仁、枸杞子各 15 克，粳米 150 克。

【制　　作】将远志、炒酸枣仁、枸杞子与粳米淘净，加水适量，共同煮成粥。

【用　　法】睡前 1 小时服用。

【功　　效】解郁安神。对于抑郁症、焦虑症的治疗具有辅助作用。

小杏叮嘱

（1）作息规律，提升睡眠质量。

（2）保持良好的心态，积极、乐观、自信。心情愉悦，多与亲朋好友相处，积极参加有益身心的娱乐活动。

（3）饮食宜营养均衡，多进食富含蛋白质、维生素的食物。

（4）劳逸结合，适当进行体育锻炼，增强体质。

专家提醒

（1）可以根据患者情况，合理运用中医学独特的情志护理方法——以情胜情法。悲可以治怒，喜可以治悲，恐可以治喜，怒可以治思，思可以治恐。当患者陷入悲伤情绪时，可设法使其欢快愉悦，从而使过度的悲伤情绪得到调和。

（2）若老年人情绪状态持续不佳，应及时就医，寻求心理医生的帮助。

二、焦虑

65岁的王奶奶脾气暴躁，平日容易生气且思虑过多，对周围的人和事十分敏感，急躁易怒。常感胸闷、气短、心跳快、胀气，夜晚睡觉易醒、噩梦多，但做了全面检查并未发现实质性问题，于是来到中医护理门诊咨询。

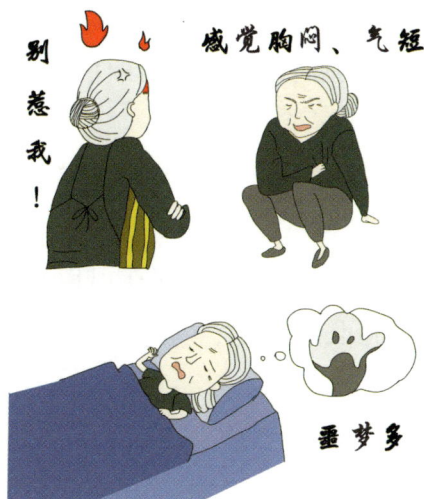

小杏答疑

王奶奶：小杏，我觉得自己身体各种不舒服，为什么检查不出问题呢？

小杏：您目前的问题是焦虑障碍。焦虑障碍是以过度的害怕和焦虑及相关行为紊乱为特征的病症，生活中时常有自觉无法控制的、时轻时重的担忧，或突然发作的、不可预测的、强烈的惊恐，还常常伴有失眠、心慌、大汗淋漓、呼吸困难等表现。

王奶奶：你可不要告诉别人我焦虑了。

小杏：其实您这种情况在老年人群中并不少见，您别担心，别害怕。有调查显示，综合医院就诊患者中焦虑障碍、抑郁障碍、焦虑和抑郁障碍共病的患病率分别为 8.6%、12%、4.1%，能达到上述任一诊断的患病率超过 16%。

王奶奶：虽然是常见问题，但我经常会感觉不舒服，很难受。

小杏：是的，对于您来说，现在可以采取一些简便易行的中医护理措施改善症状，以提高生活质量。

🙂 小杏支招

妙招一：五行音乐疗法

【操作方法】根据五音之特点，可选取《蓝色多瑙河》《春节序曲》《喜洋洋》《春江花月夜》《汉宫秋月》《二泉映月》。听音乐的时间不宜太长，一般在 30~60 分钟，音量不宜过大，以 45~70 分贝为宜，每日 1~3 次。可选择睡前聆听，辅助改善睡眠质量，提高疗效。

【功　　效】宁心静志，促进睡眠。

妙招二：穴位按摩

具体见"抑郁"章节。

【功　　效】宁心安神。

妙招三：芳香疗法（精油浴）

【操作方法】盆浴，在洗澡水中加入精油 10～15 滴，泡浴 30 分钟左右。适合焦虑症的泡澡精油有薰衣草、玫瑰、天竺葵。

【功　　效】畅通气血，舒缓身心。

小杏食谱

1. 小麦大枣粥

【原　　料】浮小麦 30 克，大枣 10 颗，炙甘草 10 克，糯米适量。

【制　　作】将所有原料放入锅中，加水，大火煮沸，小火熬成粥。

【用　　法】早晚温服。

【功　　效】益气和血，养心安神。

2. 银耳莲子羹

【原　　料】莲子 10 克，银耳 1 朵，大枣 15 颗，枸杞子 15 粒,冰糖 20 克。

【制　作】将莲子、银耳泡发,银耳撕成小朵后放入锅中,加入大枣、枸杞子、冰糖及水,隔水炖 1.5 小时左右,保温 2 小时左右,待汤汁黏稠、银耳软烂即可。

【用　法】早晚温服。

【功　效】养阴润肺,清心养颜。

3. 西芹炒百合

【原　料】鲜百合 150 克,西芹 300 克,大蒜、食盐各适量。

【制　作】将材料洗净,大蒜拍碎,西芹焯水,下锅与百合快炒,加入食盐,炒匀即可。

【用　法】佐餐食。

【功　效】清火,润肺,安神。

小杏叮嘱

(1)居住环境舒适整洁,日常作息规律。

(2)加强与家人的交流,放松心情,保持乐观。

(3)日常饮食清淡,避免油腻、油炸食物,高糖、膨化食品,碳酸饮料等。

(4)规律锻炼,做一些有益身心的运动,比如八段锦、太极拳等。

专家提醒

除了心理因素外，焦虑发作还可能与某些疾病相关，如甲状腺功能亢进症、高血压、冠心病等导致的继发性焦虑；或者药物作用，如服用兴奋药物、催眠镇静药物，以及抗焦虑药的戒断反应；另外，强迫症、恐惧症、抑郁症、精神分裂症等疾病也会伴发焦虑。因此患者应该前往医院查明病因。

三、离退休综合征

60 岁的李奶奶是某单位的中层干部，一直深受同事和领导的好评。单位每年都会组织常规体检，李奶奶身体一直挺好。退休后一段时间，一家人住在一起，李奶奶时常有点闷闷不乐，和家人交流减少。去年，儿子买了新房搬出去了，近两个月，李奶奶性情大变，变得坐立不安、唠唠叨叨，还怀疑 70 岁的老伴有外遇，怀疑儿子买新房的时候拿了自己几百万。于是到处告状，要求离婚及要回自己的财产。察觉到不对劲，家人只能带她到医院检查，李奶奶被诊断为离退休综合征。

离退休综合征

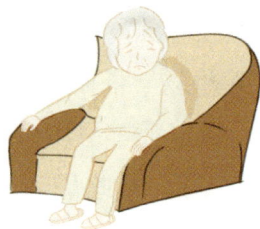

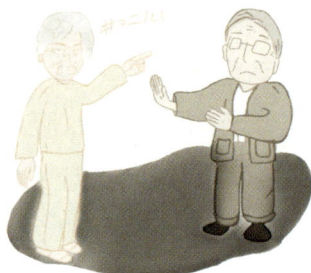

小杏答疑

李奶奶：我是不是太闲了才会这样啊？

小杏：奶奶，您这是离退休综合征，老年人退休后由于不能适应新的社会角色、生活环境和生活方式而出现的焦虑、抑郁、悲哀、恐惧等消极情绪，因此产生偏离常态行为的一种适应性的心理障碍。

李奶奶：是不是每个人退休后都会患离退休综合征呢？

小杏：不是所有的人退休后都会得离退休综合征，一般来说，年轻时事业心强、工作严谨、性格固执、兴趣爱好相对较少的人容易出现。人突然从繁忙的工作岗位上退下来之后，心理落差大，一时难以适应就会出现这个状况。

🧑 小杏支招

妙招一：八段锦

【操作方法】一共分为 8 式：两手托
天理三焦、左右弯弓似射雕、调理脾胃须
单举、五劳七伤往后瞧、摇头摆尾去心
火、两手攀足固肾腰、攒拳怒目增气力、
背后七颠百病消。建议每次清晨训练前均做常规的热身
活动，比如甩手、散步。

八段锦

【功　　效】舒展筋骨，疏通经络，培元补气。

妙招二：移情易性法

【操作方法】多想开心的事，做自己喜欢的事。比如
经常欣赏音乐、戏剧、歌舞，或进行读书吟诗、种花垂
钓、琴棋书画、运动保健等情趣高雅、动静相宜的活动。

【功　　效】培养情趣，颐养心神。

妙招三：穴位按摩

【操作方法】

方法一：悲观时，按揉太冲、合谷穴，每个穴位顺时
针按揉 1~2 分钟，手法注意先由轻到重，由浅到深，再

由重到轻，由深到浅。

　　方法二：生气时，按揉太冲、膻中穴，操作方法同方法一。

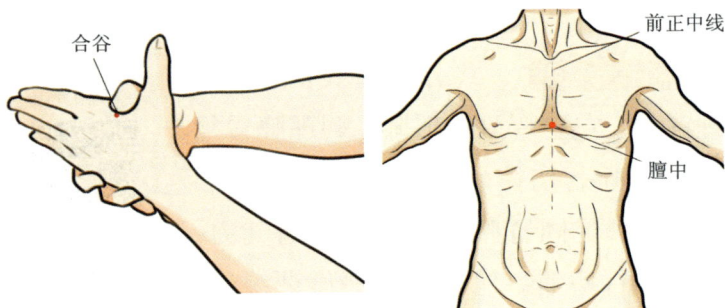

合谷

前正中线

膻中

【功　　效】疏肝理气。

【小杏食谱】

1. 玫瑰金橘饮

【原　　料】玫瑰花 6 克，金橘饼半块。

【制　　作】将玫瑰花摘成瓣，洗净沥干，与切碎的金橘饼同放入有盖杯中，用沸水冲泡，拧紧杯盖焖 10 分钟即可。

【用　　法】当茶频饮。

【功　　效】疏肝解郁。适宜于情绪不稳定者。

2.山楂粥

【原　料】山楂 30~40 克，粳米 100 克，白砂糖 10 克，黑枣 8 粒。

【制　作】粳米洗净沥干，山楂、黑枣略冲洗，放入锅中，加水放入山楂、黑枣、粳米，搅拌，大火煮开后改中小火熬煮 30 分钟，加入白砂糖，煮溶即成。

【用　法】每日 3 次，餐后 1 小时服用。

【功　效】健脾化痰，开胃助消化。

小杏叮嘱

(1)起居有常，合理安排作息时间，将生活安排得井井有条。培养多方面的兴趣，如下棋、写字、作画、垂钓、养花等，以移情易性。

(2)保持乐观，以乐观的态度对待周围事物，积极结交新伙伴。重视与家人的沟通，创造和谐健康的环境。

(3)饮食清淡营养，多吃蔬菜、水果等，少吃肥甘厚腻的食物。

(4)适当做一些有益身心的运动，规律锻炼。

专家提醒

家人应高度关注老年人退休前后的情绪变化，若出现寂寞、失落、焦虑、烦躁、抑郁和自卑等负性情绪时，提示可能出现了离退休综合征，应寻求心理医生的帮助。

四、空巢综合征

大年三十这天，虽然儿子不能回家过年，但是王爷爷还是做了一桌年夜饭，一个人也要过年啊。坐在餐桌前，看着老伴的遗像，王爷爷泪流满面，他突然拿起电话："120吗？我感觉胸闷、心慌，我要住院。"

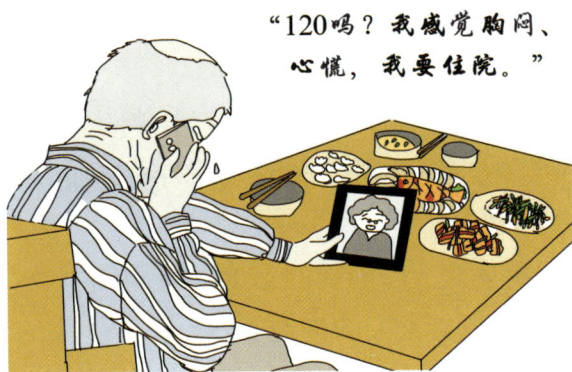

"120吗？我感觉胸闷、心慌，我要住院。"

小杏答疑

王爷爷儿子：我父亲之前还挺好的，临近过年了，感觉他寡言少语，情绪低落，是不是有什么心理疾病？

小杏：这是空巢综合征的表现，是老年人常见的心理疾病，也是精神疾病的一种。对于独自生活、离开家人的老年人来说更容易患病。其实质就是关爱缺乏症，是老年期个体在"空巢"生活状态下应激产生的一种适应障碍和心理危机。随着社会的发展，"空巢老年人"现象已经成为当今社会主要的老龄问题之一。

王爷爷儿子：空巢综合征具体有些什么症状呢？

小杏：受"空巢"应激影响，老年人会产生情绪不稳定、烦躁不安、消沉抑郁的不良情绪，这些情绪可导致一系列躯体疾病，如心律失常、高血压、冠心病、消化性溃疡等。如果老年人对自己存在的价值表示怀疑，就可能陷入无趣、无欲、无望、无助状态。

小杏支招

妙招一：移情易性法

见"离退休综合征"章节。

妙招二：芳香疗法

见"焦虑"章节。

妙招三：穴位按摩

【操作方法】睡前按摩足三里、内关等穴。每个穴位顺时针按揉1~2分钟，按摩力度应先由轻到重，由浅到深，再由重到轻，由深到浅。

足三里

12寸

6寸

2寸

内关

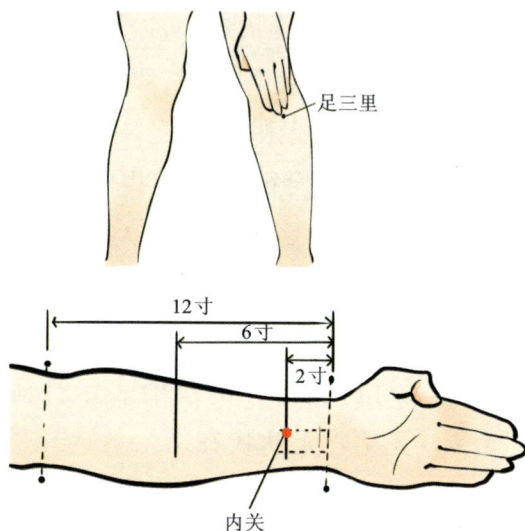

【功　　效】补中和胃，宁心安神，有助于缓解失眠、头痛、心慌气短等躯体症状。

小杏食谱

甘麦大枣汤

【原　　料】炙甘草 15 克，淮小麦 30 克，大枣 10 枚。

【制　　作】将炙甘草、淮小麦、大枣放入砂锅，加水，煮开即可。

【用　　法】温服，每日 3 次。

【功　效】养心安神，和中缓急。

小杏叮嘱

（1）居住环境舒适整洁，起居有常。

（2）活到老，学到老。热爱学习，乐于接受新鲜事物，拥有积极乐观的年轻心态。

（3）适当进行体育锻炼，增强体质，开阔心胸。

（4）家人应关怀、安慰、照顾老年人，尽可能多陪伴老年人。

专家提醒

（1）对长期受"空巢"状态影响，并存在相关危险因素的老年人实施心理干预、情感支持、社区服务、社会支持等护理，可最大限度地预防空巢综合征的发生，从而提高空巢老年人的生活质量，使空巢老年人空有所依、空有所养、空有所乐。

（2）若经过调整仍不能改善症状，或出现严重抑郁、失眠等，建议及时就诊。

第三章

老年人常见症状的家庭中医护理

第一节 口干

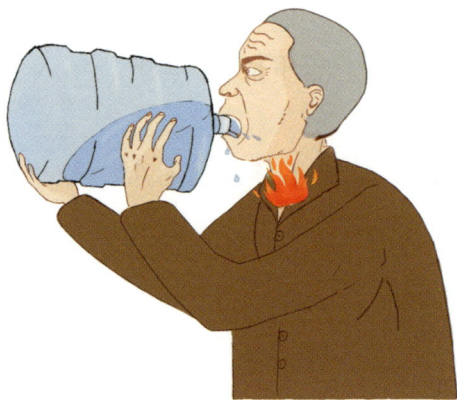

65 岁的王大爷近日有些苦恼，无论是外出锻炼还是在家休息，总是觉得口干，频繁喝水都无法缓解，甚至半夜也会由于口干舌燥而醒来。

小杏答疑

王大爷：小杏，医生说我得了口干燥症，这个病以前没听说过啊！

小杏：口干燥症简称口干症，是指因唾液分泌减少引起的口腔干燥状态或感觉，是一种多诱发因素的口腔症状。您的情况属于生理性的老年性口干燥症，是身体内组织器官退行性变、唾液腺功能衰退、唾液分泌减少所致。

王大爷：老伴和我年纪差不多，为什么她没有呢？

小杏：不是每个老年人都会有的。据研究表明，30%～50%的老年人会出现口干燥症。严重的口干燥症会有异物感、灼烧感，甚至嘴唇干裂、咽喉灼痛等。您目前情况不算特别严重，调理一下会有所好转的。

小杏支招

妙招一：中药含漱

【操作方法】薄荷、乌梅、石斛、菊花、甘草各 5 克，加水煎煮 20 分钟，去渣取汁，冷却后含漱，每日 5 ～

6 次。

【功　　效】生津止渴，清洁口腔。

妙招二：穴位按摩

【操作方法】取廉泉、颊车、太溪等穴位，顺时针按揉。力度以局部感到酸胀为宜，动作宜慢，每个穴位按摩 3 分钟左右。

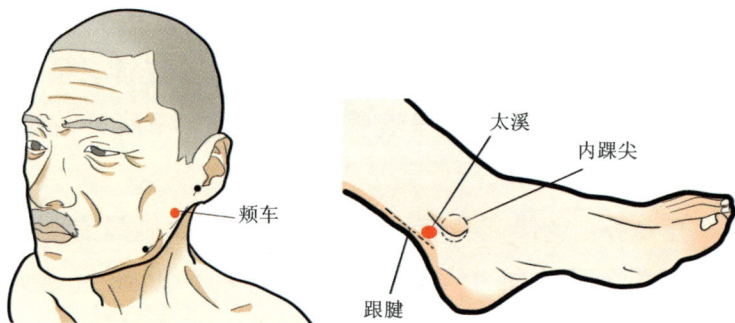

【功　　效】生津利咽。

妙招三：鼓漱咽津

【操作方法】同第二章第二节。

【功　　效】生津润燥。

【注意事项】舌前部紧贴牙龈，对牙龈进行转圈按摩。

小杏食谱

1. 麦冬茅根茶

【原　料】麦冬 20 克，白茅根 15 克，蜂蜜适量。

【制　作】将麦冬、白茅根水煎，去渣后晾凉，加入蜂蜜。

【用　法】代茶饮用，每日 1 剂。

【功　效】泻热生津，润燥养肺。适宜于口干舌燥、肺胃热盛者。

2. 山楂利咽茶

【原　料】生山楂 20 克，丹参 20 克，夏枯草 15 克。

【制　作】将上述三味药放入锅中，加水，煎 30 分钟后滤取药汁。

【用　法】代茶频饮。

【功　效】活血散结，清热利咽。适宜于长期有口干症状者。

小杏叮嘱

（1）可咀嚼无糖型口香糖，含服青橄榄或无糖的糖果以刺激唾液分泌；保持口腔清洁，掌握正确的刷牙方法，每次刷牙时间不少于 3 分钟；按时入睡，睡时侧卧，减少张口呼吸，有助于缓解夜间口干。

（2）多喝水，不要等到口渴的时候再喝；戒烟，戒酒。

（3）如有服用导致唾液减少的药物，或者具有温补作用的中药，应咨询医生减少剂量或更换药物。

专家提醒

老年性口干燥症在现代医学上并未作为一种独立性疾病。其发病原因复杂，可能涉及感染性疾病、自身免疫系统疾病、内分泌疾病及药源性疾病等，而现代主流观点将该病病因归结于口腔黏膜腺体萎缩、口腔涎腺分泌减少致唾液减少，不能滋润口腔。

中医护理技术丰富且简便，但应结合患者自身辨证结果和体质类型使用，方能取得最佳效果。

第二节　皮肤瘙痒

入冬以来，李奶奶感觉全身皮肤发痒，尤其是晚上睡觉时。她以为是洗澡没洗干净，每日用香皂用力搓皮肤，瘙痒非但没缓解反而更严重了。

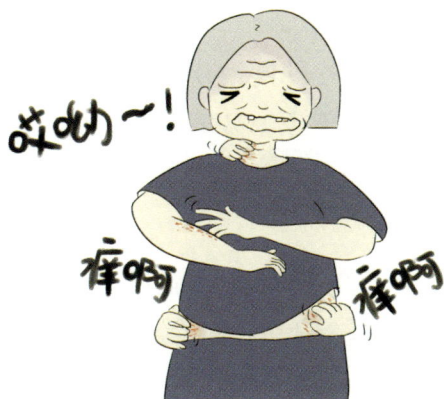

小杏答疑

李奶奶：皮肤瘙痒也是一种病吗？

小杏：是的，老年瘙痒症是老年人常见的一种病症，以皮肤瘙痒、干燥而无原发皮损为主要表现，起初仅见一处瘙痒，进而扩展至全身，时发时止，夜间为甚。调查显示，我国老年瘙痒症的发病率为 31% 左右，且发病率会随着年龄的增长而增加。但由于个体差异，每个人的表现轻重不一。

李奶奶：为什么老年人的皮肤容易出现瘙痒？

小杏：引起老年人瘙痒的原因有很多，主要包括以下几个方面。

（1）生理因素：随着年龄的增长，老年人细胞中的水分减少，出现慢性生理性失水，引起皮肤干燥。皮肤易受外界刺激，诱发瘙痒。

（2）病理因素：各种慢性疾病，如糖尿病肾病等。

（3）环境因素：寒冷、温热、化纤织物等刺激。

李奶奶：我每日洗澡湿润皮肤，为什么反而更干、更痒？

小杏：由于老年人的皮肤温度感受器敏感性下降，洗澡的水的温度往往偏高，而热会刺激皮肤，加上碱性肥皂的影响，使本来就干燥的皮肤失去了皮脂的滋润，所以瘙痒感反而更加剧烈。

小杏妙招

妙招一：中药湿渍

【操作方法】苦参、蛇床子各10克，一起煎汤，过滤出药液，冷却至适宜温度后浸湿纱布，再擦拭、湿敷或淋洗患处。全身瘙痒时可选择药浴。

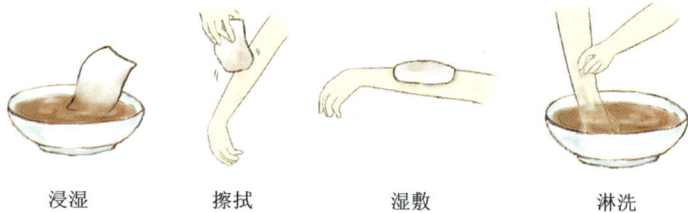

浸湿　　　擦拭　　　湿敷　　　淋洗

【功　　效】燥湿，祛风，止痒。

妙招二：穴位按摩

【操作方法】 取血海、风池、风市等穴位，顺时针按揉，使局部产生酸、麻、胀、痛等感觉，每个穴位按摩 3 分钟左右。

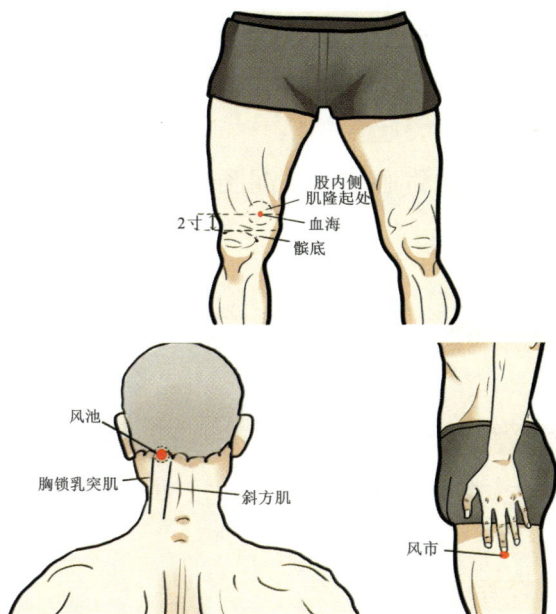

股内侧肌隆起处
2寸
血海
髌底

风池
胸锁乳突肌
斜方肌

风市

【功　效】 养血，疏风，止痒。

🧑 小杏食谱

1. 桃仁粥

【原　　料】粳米 100 克，桃仁 15～20 克，白糖适量。

【制　　作】大火煮至粳米绽开，放入桃仁，中火熬煮至桃仁熟烂后，酌情加白糖调味。

【用　　法】晨起食用。

【功　　效】活血化瘀，润肠通便。

2. 泥鳅煲大枣

【原　　料】泥鳅 50 克，大枣 20 克，盐、味精各适量。

【制　　作】将泥鳅洗净去杂，同大枣放入锅中，加适量水，大火烧沸后小火煮 25 分钟，再调入盐、味精即可。

【用　　法】每日 1 次。

【功　　效】补中益气，补血润燥。

🧑 小杏叮嘱

（1）秋冬季节洗澡不要过频，少用沐浴露，水温不宜过高，一般以 35～40℃ 为宜，洗澡时间以 15～20 分钟为宜，使用中性肥皂。

（2）饮食清淡，少吃或不吃辛辣刺激性食物，多吃新鲜蔬菜、水果，禁酒，避免饮用浓茶及咖啡。

（3）经常涂擦护肤用品，如护肤膏、护肤霜、护肤油等，以保持皮肤滋润；瘙痒时不要抓挠，晚上睡觉时可戴手套以避免抓破皮肤。

专家提醒

（1）中医学认为，老年人皮肤干燥、瘙痒，与阴血亏虚、肤失濡养有关，在加强皮肤保湿的同时，可使用中药进行调理。

（2）皮肤瘙痒的治疗可以使用外用制剂或局部麻醉药等，也可以服用抗组胺药、镇静催眠药等进行系统治疗，同时配合物理光疗等。

第三节　肢体麻木

王奶奶今年 65 岁，前不久在公园健身时突然感觉右手发麻，并伴有轻微刺痛，起初并没有在意，认为是上了年纪的原因。今天单位组织退休同志体检，医生提醒她可能是中风先兆。

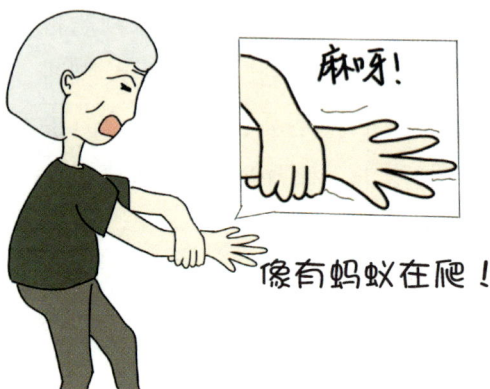

麻呀！

像有蚂蚁在爬！

小杏答疑

王奶奶：手脚麻木就是中风吗？

小杏：不一定。导致老年人肢体麻木的原因有很多，常见的有臂丛神经受压、椎间盘突出、营养缺乏和代谢障碍、糖尿病、高血压、下肢动脉闭塞症、药物不良反应等诱发的神经末梢炎。

王奶奶：中风为什么会出现手脚麻木？

小杏：人体在脑供血不足时，会影响大脑的感觉中枢，出现对侧肢体感觉异常，如麻木、蚁走感、烧灼感等；随着脑部血液循环障碍加重，人体逐渐出现一侧肢体感觉减退、面部感觉减退。如果出现肢体发麻，或同时出现面部麻木、舌麻、口唇发麻等感觉异常，则要高度警惕中风的发生。

小杏妙招

妙招一：火罐疗法

【操作方法】

（1）上肢取外关、曲池、臂臑等穴，下肢取三阴交、承山、阴陵泉、阳陵泉等穴。

（2）选择大小合适的罐具，点燃医用酒精棉球，在玻璃罐或者陶罐内转动1~2周，使罐内形成负压后将罐迅速扣在穴位上，待火罐吸稳后方可离手。

（3）留罐10~15分钟，以皮肤红润、充血甚或瘀血为度，防止烫伤；起罐时按住罐口皮肤，使罐口与皮肤之间形成缝隙，空气进入罐内后拔起。

（4）每周1次。

【穴位定位】

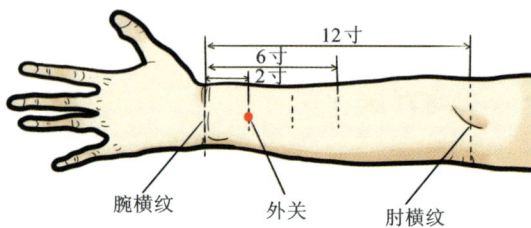

腕横纹　外关　肘横纹

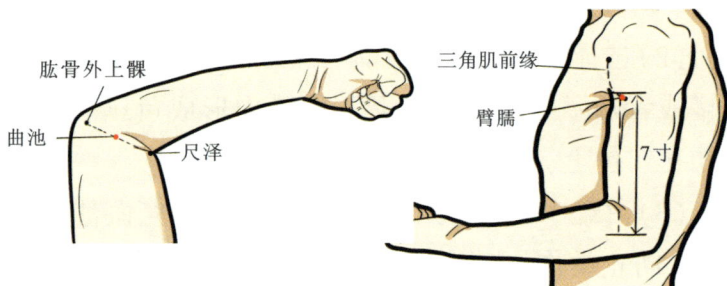

肱骨外上髁

曲池

尺泽

三角肌前缘

臂臑

7寸

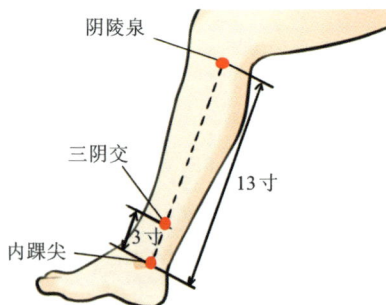

阴陵泉

三阴交

内踝尖

13寸

3寸

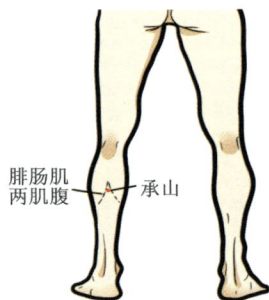

腓肠肌
两肌腹　承山

【操作图解】

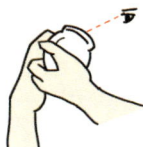

①检查罐口

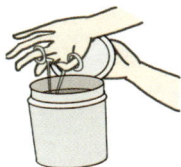

②取酒精棉球

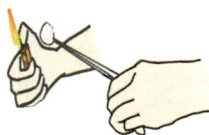

③将其点燃

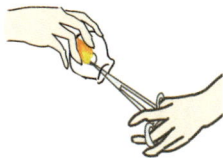

④罐内转动1~2周

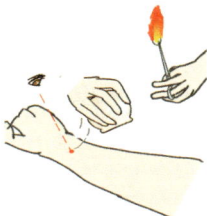

⑤迅速扣在穴位上

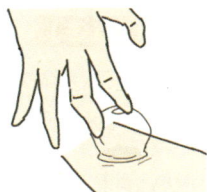

⑥吸稳后离手

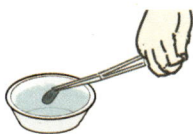

⑦熄酒精棉球

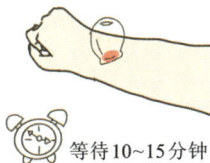

等待10~15分钟

⑧留罐

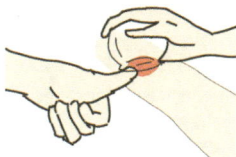

⑨拇指按住罐口皮肤

【功　　效】行气活血。

【注意事项】

火罐疗法

（1）根据身体部位选择大小合适的罐具，拔罐前检查罐口是否光滑，防止罐口破损划伤皮肤。

（2）选择肌肉丰富部位，避免骨骼凹凸不平和毛发厚密的部位。

（3）注意防火。

（4）注意保暖，防止受凉。

（5）糖尿病患者禁用。

妙招二：经络拍打法

【操作方法】

（1）掌心虚空，拍打四肢经络，自上而下，先外侧后内侧。

（2）拍打时力度适宜；每日1次，每次15分钟；2周为1个疗程。

【操作图解】

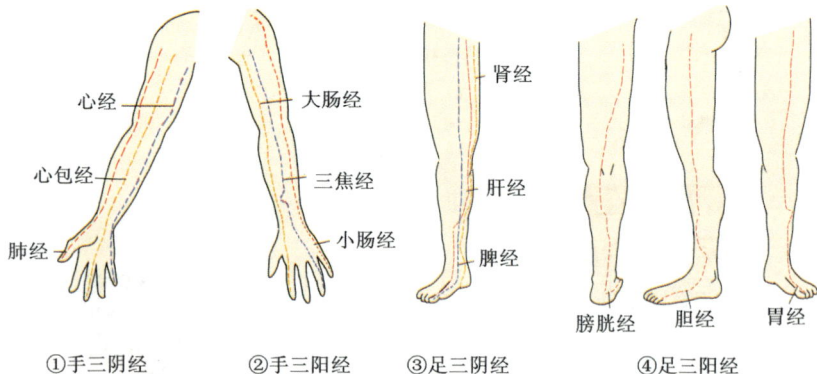

①手三阴经　　②手三阳经　　③足三阴经　　④足三阳经

【功　效】通经活络。

🧒 小杏食谱

1.黄芪当归瘦肉汤

【原　料】瘦肉50克，黄芪30克，当归10克，大枣3颗。

【制　作】瘦肉切末，当归、大枣、黄芪洗净，入炖盅，注入约八成满的开水，炖2.5~3小时即可。

【用　法】空腹食用。

【功　效】补益气血，活血化瘀。

2.天麻鱼头汤

【原　料】天麻10克，鱼头1个，葱、姜、醋、盐各适量。

【制　作】天麻洗净，鱼头洗净劈开，放入砂锅，熬煮半小时，加入葱、姜、醋、盐调味。

【用　法】食肉喝汤。

【功　效】祛风通络止痛。

🧒 小杏叮嘱

（1）按时作息，保暖防潮，身体受寒会加重麻木。保护好麻木部位，免受碰撞、刮擦等其他伤害。

（2）选择清淡、易消化的食物，多吃新鲜的蔬菜、水果，少吃肥肉、动物内脏、咸菜等。

专家提醒

（1）中医学认为，肢体麻木与感受风寒湿邪、劳逸不当、虚损、饮食起居不良等有关。病情轻重常与劳累、寒冷、潮湿、天气变化、饮食有关。

（2）治疗应该以祛风通络、温经散寒为基本原则，根据风、寒的轻重，分别给予不同的药物治疗。建议先去医院明确病因，以便对症治疗。

第四节　关节疼痛

最近天气转凉，李奶奶的膝关节疼痛又犯了。多年的风湿疾病让李奶奶备受折磨。

前两天，李奶奶去买菜时接到一张宣传单，说可以免费参加"医疗专家"咨询讲座。李奶奶立刻就去听"某专家"讲座并咨询"专家"，"专家"热情地给她推荐了一种新型鞋垫，说这种鞋垫能够迅速缓解关节疼痛，起到治疗作用。李奶奶听后很心动，立即花两千元购买了两双。没想到，第二天就有社区工作人员在楼下说，最近有一群以医疗讲座为由行骗的人被抓走了，李奶奶上前一问，才知道自己被骗了。

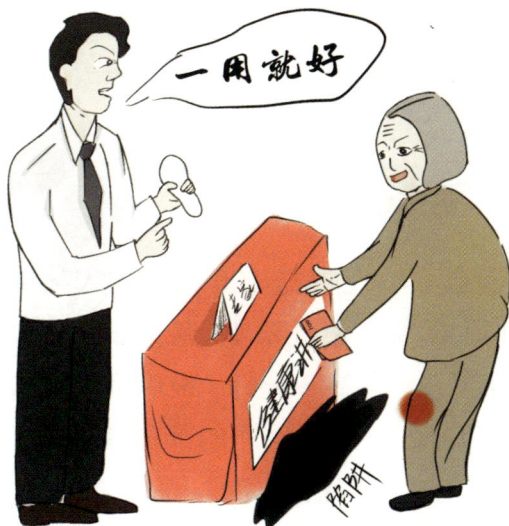

小杏答疑

李奶奶：小杏，带治疗作用的鞋垫能治疗关节痛吗？

小杏：不能。老年人的关节疼痛与年龄密切相关，随着年龄的增长，关节出现退行性病变，骨骼的磨损加重，使得关节之间的软骨变薄、破裂甚至脱落，软骨下的骨质增生形成骨刺，关节软骨的润滑和缓冲功能无法发挥作用，从而引起活动时关节疼痛。

李奶奶：唉，人老了，感觉每个关节都痛。

小杏：研究表明，65～70岁老年人关节疼痛的发生率高达 60%~70%，其中以膝关节疼痛最常见。类风湿关节炎、痛风性关节炎、半月板损伤、滑膜炎、缺钙等都会引起关节疼痛。

小杏支招

妙招一：热熨疗法

【操作方法】取大青盐 500 克，放入铁锅中急火爆炒，再将独活 15 克、透骨草 10 克、当归 15 克、草乌 15 克共研成细末，拌炒 2~3 分钟，最后洒入陈醋 100 毫升，略炒后用布包好，在关节疼痛的部位往返或旋转移动药包。每次 20 分钟，早晚各 1 次。

【功　　效】祛风除湿，散寒止痛。

【注意事项】关节红肿热痛者禁用。

妙招二：中药熏洗

【操作方法】将透骨草、威灵仙、伸筋草各 100 克加水浸泡 1 小时后煮沸，将药液倒入木制的熏蒸桶，熏蒸疼痛部位。待药水稍凉后，将患处浸入药液，冲洗。每次 30 分钟左右。

【功　　效】祛风除湿，舒筋活络。

妙招三：刮痧疗法

【操作方法】屈膝，取鹤顶穴和膝眼穴各按揉 5 ~ 10 次，在所选部位涂上刮痧油（也可用橄榄油、茶籽油等），从上向下刮拭梁丘穴至足三里穴，膝阳关穴至阳陵泉穴，血海穴至阴陵泉穴。每个部位刮拭 20 ~ 30 次。

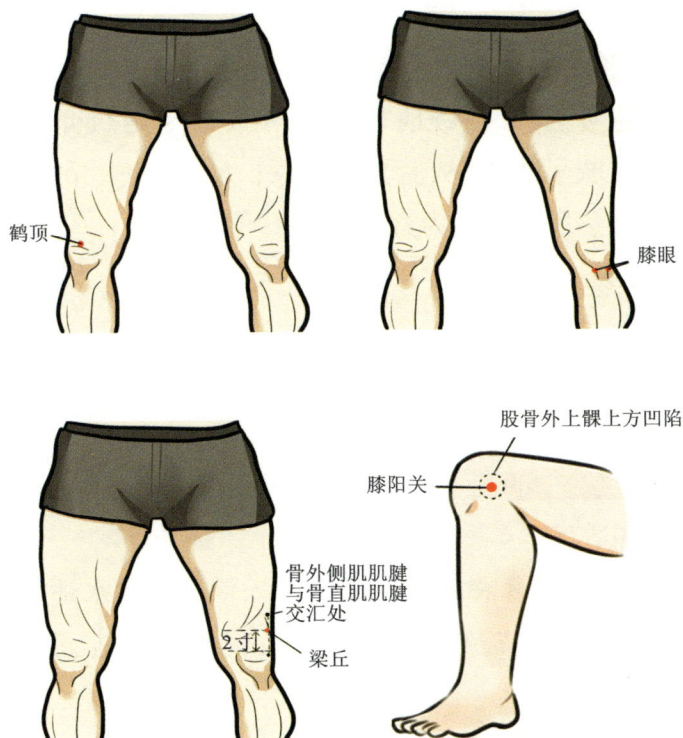

鹤顶

膝眼

股骨外上髁上方凹陷

膝阳关

骨外侧肌肌腱与骨直肌肌腱交汇处

2寸

梁丘

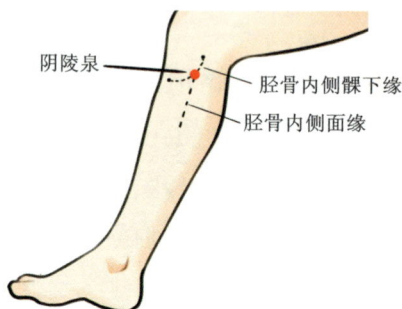

阴陵泉
胫骨内侧髁下缘
胫骨内侧面缘

【功　　效】祛风除湿，活血通络。

【注意事项】刮痧前检查刮痧板边缘是否光滑。刮痧板与皮肤呈45°，从上至下刮擦，方向单一。刮至皮肤呈现出红、紫色痧点为宜。

小杏食谱

1. 桑枝鸡

【原　　料】桑枝30克，绿豆15克，鸡肉250克，盐、姜各适量。

【制　　作】将鸡肉洗净，放入锅中，加水适量，再放入洗净的桑枝及绿豆，清炖至肉烂，以盐、姜调味即可。

【用　　法】饮汤食鸡，适量食用。

【功　　效】清热通痹，补益气血。

2. 独活乌豆汤

【原　料】独活9克，乌豆60克，米酒适量。

【制　作】将独活、乌豆放入锅中，加水适量，小火煎至500毫升，去渣取汁，加入米酒。

【用　法】每日分2次温服。

【功　效】祛风胜湿，通络止痛。

3. 木瓜薏苡仁粥

【原　料】木瓜10克，薏苡仁30克，白糖适量。

【制　作】将木瓜、薏苡仁洗净，倒入小锅中，加冷水适量，先浸泡30分钟，再用小火慢炖至薏苡仁酥烂，加白糖1匙，稍炖即可。

【用　法】适量食用。

【功　效】祛风利湿，舒筋止痛。

小杏叮嘱

(1)控制体重，避免体重过重增加下肢关节负担；注意保暖；若因缺钙导致关节疼痛者，可就医后遵医嘱补钙，并适当多晒太阳。

(2)保持积极乐观的心态。

(3)饮食均衡，老年人尽量选用高蛋白、富含维生素、含钙丰富的食物，少吃高脂肪和高胆固醇食物，避免饮用咖啡、浓茶等。

(4)急性发作期时应注意休息，减少活动，待病情好转后再进行锻炼，活动遵循量力而行、循序渐进、持之以恒的原则。

老年人出现关节疼痛时应及时就医，若延误治疗会导致严重后果，如类风湿关节炎患者早期忽视诊治，会导致病情反复发作，病程迁延，引起关节畸形，甚至发展成残疾，最终丧失生活自理能力。

中医学认为，"不通则痛"，老年人关节疼痛可通过中药进行治疗，从而达到活血化瘀、舒经活络、舒筋止痛的目的。

第五节　汗出异常

赵大爷爱跳广场舞，每次跳完都会出一身大汗，感觉全身轻松极了。可不知什么原因，赵大爷最近出汗特别多，且大汗之后感觉全身不适，甚至连走路的力气都没有了，近两天坐着不动都会冒汗。

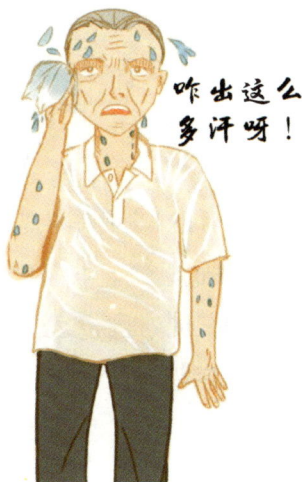

咋出这么多汗呀！

小杏答疑

　　赵大爷：我们都知道，出汗可以排毒，我现在出汗比以前多了很多，是不是只要多喝水就没事了呢？

　　小杏：一般情况下，天热或运动之后出汗，多喝水是可以的。但您这种情况是出汗异常，中医称为自汗，即在自然状态下不运动也出汗。导致自汗的原因有很多，比如体虚、缺钙等。老年人比较容易出现汗出异常的情况。

　　赵大爷：汗出异常就是指出汗多吗？

　　小杏：汗出异常包括汗出过多和汗出过少两种情况，

您的情况属于汗出过多。汗出过多通常累及腋窝、面部、背部等汗腺分布较多区域。汗出过少常见于糖尿病，糖尿病患者由于自主神经功能紊乱，60%的患者会出现排汗障碍，其中足汗减少或停止，是糖尿病自主神经病变的早期表现之一。

赵大爷：汗出异常有时间规律吗？需不需要吃药？

小杏：一般没有时间规律。但白天多汗大多属于气虚，这类人群普遍身体虚弱、食欲差、易感冒。晚上多汗中医称为盗汗，这类人群普遍手脚心热、面部发红，多为阴虚所致。异常出汗的老年人应规律作息，避免熬夜，通过饮食调理，辅以适当运动，让异常出汗的情况得到改善。

小杏妙招

妙招一：穴位敷贴

【操作方法】取五味子、五倍子各 10 克，将药物研磨成粉状，每晚睡前用温水调成药糊，敷于气海穴及双侧涌泉、复溜穴，每次 20~30 分钟。

【功　　效】收敛止汗。

【注意事项】敷药时注意保暖，防止受凉。敷药后可穿上袜子，以免药物污染被服。

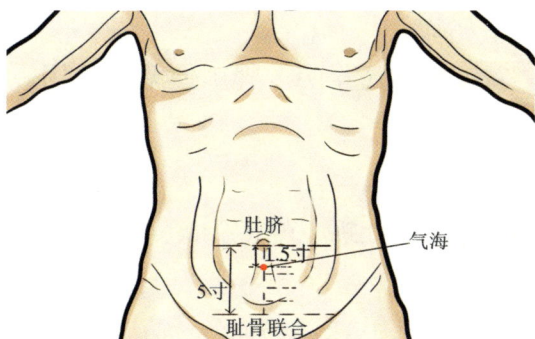

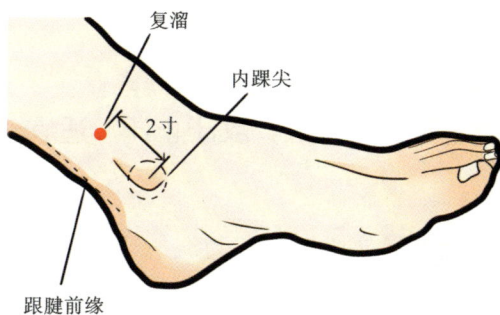

肚脐

气海

1.5寸

5寸

耻骨联合

复溜

内踝尖

2寸

跟腱前缘

小杏食谱

1. 西洋参粥

【原　　料】西洋参 3 克，麦冬 10 克，淡竹叶 6 克，粳米 30 克。

【制　　作】先将麦冬、淡竹叶水煎，去渣取汁，加入粳米煮粥，待粥快熟时，加入西洋参共煮 10～15 分钟。

【用　　法】每日 1 次，服用 2~3 日后停 2~3 日，1 个月为 1 个疗程。

【功　　效】益气养阴。脾虚便溏者禁用。

2. 黄芪牡蛎茶

【原　　料】煅牡蛎、黄芪、麻黄根、浮小麦、人参、白术各 3 克。

【制　　作】将上述药物放入锅中，加适量水煎 15 分钟。

【用　　法】代茶饮用。

【功　　效】益气固表，敛汗止汗。适宜于自汗、盗汗者。

小杏叮嘱

（1）出汗后及时更换衣服，避免受凉。保持良好的生活习惯，早睡早起，适量锻炼。

（2）保持心情愉悦。

（3）及时喝水补液，可在温开水中加少许食盐。

专家提醒

（1）汗出异常总的中医病机为阴阳失和，需根据患者汗出异常的病因、伴随症状等综合分析，审因论治。

（2）若患者大汗不止，注意保持、电解质平衡，按需要补液和补充电解质。

（3）甲状腺功能亢进症、糖尿病、更年期综合征等都会出现汗出异常症状，老年人在进行居家自我护理时，要由专业的医护人员指导。

第四章

老年人常见疾病的家庭中医护理

第一节　脑卒中

菜怎么也送不到嘴边！

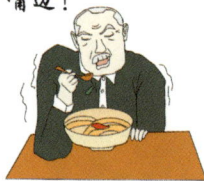

我这和一个废人有什么区别？

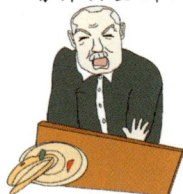

老伴这样我能怎么办啊？

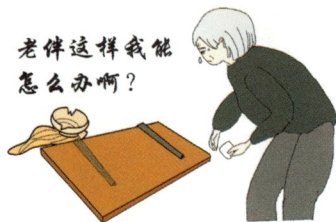

中风偏瘫后的王爷爷生活不能自理，用尽了力气才用勺子舀起一根白菜，颤颤巍巍却怎么也送不到嘴边，只好伸长了脖子努力去靠近，刚凑近勺子，菜却掉了，王爷爷一气之下把饭桌掀翻了，大喊："我这和一个废人有什么区别？"王大妈在一旁急得直掉眼泪。

小杏答疑

王大妈： 医生说我老伴是脑卒中，这是什么病？

小杏： 脑卒中就是我们平常说的中风，指各种原因引起的脑血管疾病急性发作，造成脑供血动脉狭窄或闭塞，或非外伤性的脑实质出血，并引起相应临床症状及体征，多见于中老年人。

王大妈： 中风就是脑出血吧？

小杏： 中风不一定是脑出血。中风有两种情况：一种是因为脑血管堵塞导致脑缺血，另一种是因为脑血管破裂导致脑出血。前者的发病率高于后者的发病率。

王大妈： 听起来挺可怕的。脑袋里面的问题，我们又看不见，防不胜防啊。

小杏： 中风其实是可以预防的。一方面我们要尽量避免危险因素，另一方面要及时发现中风先兆，争取治疗的黄金时间。

王大妈： 危险因素有哪些？

小杏： 中风的危险因素很多，大致可以分为两类。

一类是不可控因素，包括年龄、性别、种族、家属史等；另一类是可控因素，包括高血压、心脏病、糖尿病、短暂性脑缺血发作和脑卒中史、高脂血症、吸烟、酗酒等。

王大妈：那治疗的黄金时间怎么算？

小杏：发病后 4~5 小时。

王大妈：怎么判断是中风呢？

小杏："三步"识中风，快打 120。

（1）F（face）：是否能够微笑？是否感觉一侧面部无力、歪斜或者麻木？

（2）A（arm）：是否能顺利举起双手？是否突然感觉一侧肢体没有力气？

（3）S（speech）：是否能流利对答？是否说话困难或言语含糊不清？

（4）T（time）：如果存在上述三步中的情况，请您立即拨打急救电话 120。

王大妈：我老伴都已经中风了，半边不能动，吃喝拉撒全靠我照顾，说什么都没用了。

小杏：大妈，中风可以通过后期康复慢慢好转的。我教您一些简单易行的中医护理方法。

中风的危险因素

牢记 **FAST** 口诀

Face 脸部　观察两边脸部是否对称

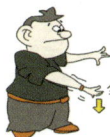

Arm 手臂　平举双手，观察是否一只手无力而下垂

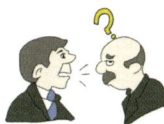

Speech 言语　请患者说一句话，看是否清晰完整

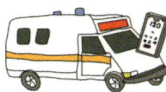

Time 时间　记下发作时间，快打120

小杏支招

妙招一：中西医结合康复技术

常用的方法有良肢位的摆放、日常体位转移、日常生活活动能力训练（洗漱、穿衣等）、平衡训练、行走训练等。这里主要介绍偏瘫患者良肢位的摆放及日常体位转移技术。

1.良肢位的摆放

（1）患侧卧位。

1）患者取患侧卧位，头、颈下垫软枕，与身体呈一直线，头部、颈上段可稍向健侧屈曲，头部稍高于胸部，以避免患者头部屈向患侧。身体略向后倾，背部与床夹角<90°，背部垫枕。

偏瘫患者正确
体位摆放

2）患侧上肢置于枕上，肘关节伸直，手指张开，掌心向上，手指关节自然伸展。髋关节伸展，膝关节略弯曲，踝关节保持中立。

3）健侧上肢自然摆放。健侧下肢稍弯曲并放置于另一枕上，同时保持自然、舒适摆放。

（2）健侧卧位。

1）患者取健侧卧位，头、颈下垫软枕，与身体呈一直线，枕头不宜过高，避免颈部悬空。身体与床面呈90°，身后可放置一枕头支撑。

2）患侧肩关节向前置于枕上，肘关节伸展，掌心向下，手指关节伸展。下肢髋、膝关节呈半屈曲位置于另一枕上，足与小腿保持垂直位，同时下肢垫枕应足够长，避免足悬空。上下肢抬高的高度应略高于心脏水平，促进静脉回流，减轻肢体水肿。患手、患足不能外翻于枕头边缘。

3）健侧肢体无特殊要求，舒适、自然摆放。

（3）仰卧位。

1）患者取平卧位，头下垫枕，呈中立位，避免颈部悬空。

2）患侧肩下垫小枕，患侧上肢肘关节伸直置于身旁枕上，腕关节保持向手背伸展，手指关节伸展。患侧从臀部至大腿外侧下方置一长枕，膝关节下垫枕，保持膝关节微屈。患手、患足不能外翻于枕头边缘。

3）健侧肢体无特殊要求，舒适、自然摆放。

2. 日常体位转移技术

（1）从患侧坐起：患者取患侧卧位，用健手将患臂置于胸前，通过健手健腿做支撑点，头、颈和身体向上方侧屈，健腿跨过患腿，在健腿的帮助下将双腿置于床缘下，再用健侧上肢横过胸前置于床面上支撑，侧屈抬起身体，坐直。

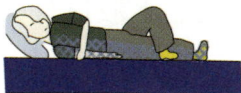

①健手、健腿做支撑点

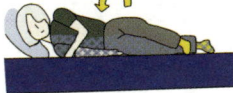

②翻身

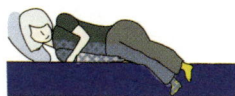

③双腿置于床缘下

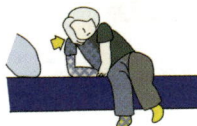

④坐直

（2）从健侧坐起：患者取健侧卧位，健足置于患足下方，用健侧前臂支撑自身体重，头、颈和身体向上方侧屈，用健腿带动患腿移到床沿，再改用健手支撑，使身体直立。

①健足置于患足下方　　②健腿带动患腿　　③健手支撑

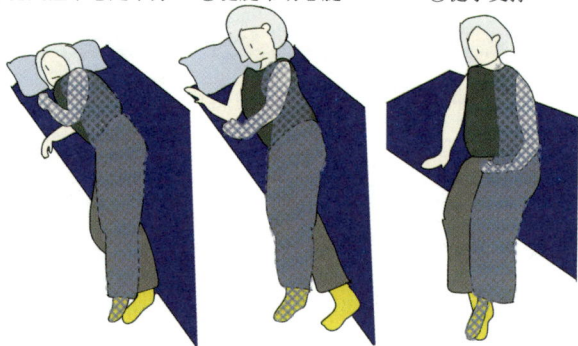

妙招二：经络拍打法

【操作方法】拍打时手掌呈空心状，有节律地拍打，以局部感到酸胀、皮肤泛红为度。上肢以外侧为主，从手开始，拍到肩部。下肢以内、后侧为主，从足开始，拍到大腿根部。

【功　效】行气活血，通经活络。

妙招三：药枕

【操作方法】取香附、郁金、石菖蒲、五花（玫瑰花、月季花、玫瑰花、绿梅花、佛手花)各 100 克，香附、郁金、石菖蒲研成粗末，五花取原生态干草制作，装入 30 厘米×15 厘米×3 厘米的棉布枕套中。睡觉时枕于头下。

【功　　效】活血化瘀，改善情绪，尤其适宜于改善脑卒中后抑郁。

小杏食谱

1. 天麻陈皮饮

【原　　料】天麻 12 克，陈皮 10 克，茯苓 15 克。

【制　　作】水煎。

【用　　法】早晚代茶饮。

【功　　效】祛风，通络，化痰。

2. 冰镇丝瓜饮

【原　　料】丝瓜 100 克，淡竹叶 18 克，莲子心 10 克，冰糖 24 克。

【制　　作】将丝瓜刮去皮洗净，切成小块备用。同时将淡竹叶、莲子心共置于锅中，加清水适量，熬至浓稠状态，过滤去渣，再放入丝瓜块炖烂，加冰糖调化、候凉，置冰箱内冷藏备用。

【用　　法】直接饮用，早晚 1 次。

【功　　效】清心除烦。适宜于中风后烦躁不宁以及阴虚火旺、心烦不寐,伴手足心热、咽干口渴,或夜间盗汗、口舌糜烂、小便短黄等。

小杏叮嘱

（1）起床时动作宜缓慢,做到起床"三部曲",即醒后睁眼 30 秒,坐起 30 秒,床边站立 30 秒后确认无头晕、无不适才走动。保持地面干燥,穿轻便、防滑、合脚的软底鞋。

（2）保持积极乐观的心态,相信自己,坚持就可能好转。

（3）清淡饮食,适当饮水。限盐、忌烟酒。

（4）坚持运动,运动强度不宜过大,运动时间不宜过长。外出活动需家属陪同,注意安全,防止意外发生。

专家提醒

（1）快速识别,迅速就医:时间就是大脑,及时、恰当的治疗可以尽可能地控制疾病不再进展,使脑损伤的程度降到最低,也能为后期的卒中康复奠定良好的基础。

（2）脑中风后 8~12 周是患者身体功能障碍的快速恢复期,6 个月内是黄金康复期,在这段时间内进行康复治疗,可以大大提高功能康复的效果。中医药在疾病康复中可发挥核心作用。

第二节　高血压

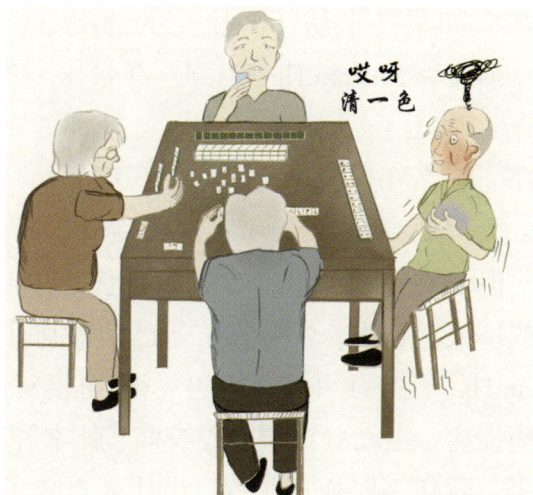

哎呀
清一色

　　麻将桌上的肖爷爷今天手气似乎不太好，连输了好几把。他正在懊恼，突然，"哎呀，清一色……"肖爷爷猛地一下站起来，话还没说完，又跌坐在椅子上，一时面红耳赤，头晕头痛，心悸，感觉心脏就要从喉咙蹦出来一样。

小杏答疑

肖爷爷：我刚量了血压是 150/100 mmHg[①]，这是高血压吗？

小杏：您现在的血压是高于正常值的，但还不能诊断为高血压。如果在未使用降压药的情况下，非同日 3 次测量，收缩压 ≥140 mmHg 和（或）舒张压 ≥90 mmHg，就可以诊断高血压了。

肖爷爷：怎么知道自己得了高血压呢？

小杏：大多数高血压患者通常无症状，需监测血压才能发现，但也有一部分患者有典型症状，包括头痛、头晕、疲倦或不安、心悸、耳鸣等。若已达高血压危象（≥180/120 mmHg），患者可发生卒中、视物模糊、意识丧失、肾功能损害、主动脉夹层、心绞痛、肺水肿等。

肖爷爷：我年轻时血压很好，为什么人老了，血压就高了？

小杏：随着年龄的增长，血管会发生改变，容易导致血压升高。另外，还有很多危险因素会诱发高血压，如高钠低钾饮食、超重或肥胖、过量饮酒、吸烟、长期精神紧张、体力活动不足、高血压家族史等。

---

① 1 mmHg≈133.32 Pa。

小杏支招

妙招一：穴位贴敷

【操作方法】取适量牛膝、吴茱萸，按 1：1 的比例混合并研磨成细末，加食醋调成糊状，取适量糊状物置于敷贴片中间圆孔内，贴在患者双侧涌泉穴，每日 1 次，每周 5 次。

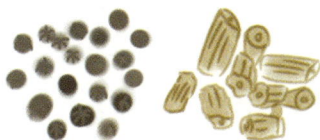

①将吴茱萸、牛膝研磨

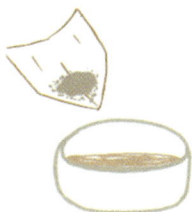

②加食醋调和

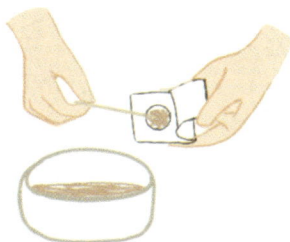

③置于敷贴片上

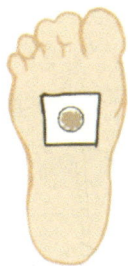

④贴敷涌泉穴

妙招二：降压操

【操作方法】具体方法见下图。每日 1 次。

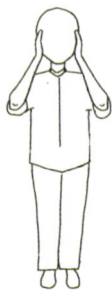

①按揉太阳穴

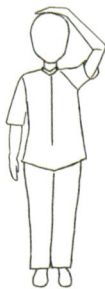

②按揉百会穴

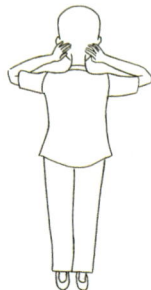

③按揉风池穴

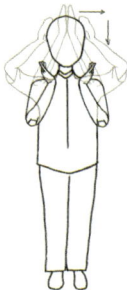

④摩头清脑

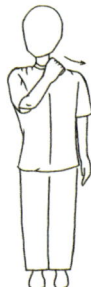

⑤擦颈

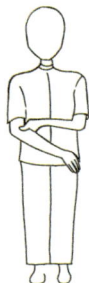

⑥点揉曲池穴

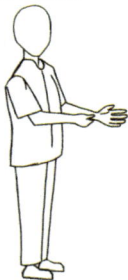

⑦点揉内关穴

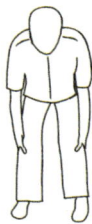

⑧点揉足三里穴

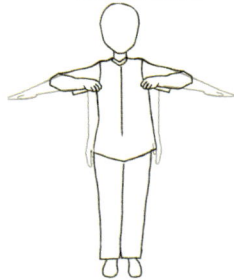

⑨扩胸调气

【注意事项】按摩时穴位要准确，以局部酸胀、皮肤微红为度。

小杏食谱

1. 杞决双花茶

【原　　料】枸杞子 10 粒，决明子 10 克，白菊花 3 克，槐花 3 克。

【做　　法】装入茶包，放入杯中，加开水冲泡。

【用　　法】代茶饮，每日 1 剂。

【功　　效】补益肝肾，平肝降压，适宜于阴虚阳亢型高血压患者。

2. 山楂丹参茶

【材　　料】山楂、丹参各 15 克。

【方　　法】水煎取汁，代茶饮用。

【用　　法】每日 1 剂，可分次服用。

【功　　效】活血消积降脂。

小杏叮嘱

（1）保证充足睡眠，定期测量血压。

（2）保持积极健康的心态，不要过度紧张，切忌忧思恼怒。

（3）饮食清淡，多吃粗粮、蔬果、豆制品、瘦肉、鱼肉等，减少油脂的摄入，戒烟酒，避免饮用浓茶、咖啡等刺激性饮品。减少钠盐的摄入，一般每人每日不超过6克。

（4）坚持运动，建议每周锻炼 5 日，每次 30 分钟。可选择强度较小的运动，如太极拳、慢跑、散步。

（5）遵医嘱按时按量服药，平稳降压，切勿降压太猛或突然停药。

专家提醒

（1）老年患者往往多病共存，血压值和危险因素评估是诊断和制订高血压治疗方案的主要依据，不同患者高血压管理的目标不同，所以当怀疑有高血压时，应该到医院进行确诊，请医生制订合适的治疗方案。

（2）已确诊患者要加强家庭清晨血压的监测和管理，以控制血压，预防心脑血管疾病的发生。

第三节　冠心病

国庆节这天，超市"大"打折，70 岁的王大爷一大早就去抢购。在人山人海的超市里转了一圈，王大爷觉得有些不舒服，但眼看着马上就可以付款了，他决定忍一忍。突然王大爷感觉胸口一阵疼痛，超市工作人员见情况不妙，赶紧给王大爷舌下含服了 1 片硝酸甘油，然后把王大爷送到了医院。

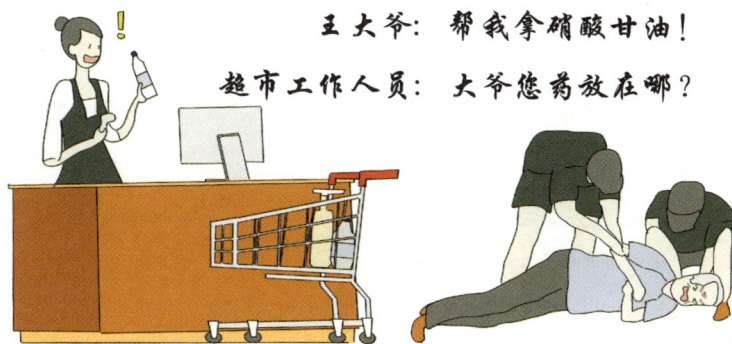

王大爷：帮我拿硝酸甘油！

超市工作人员：大爷您药放在哪？

小杏答疑

王大爷：医生说我是冠心病，但我一直没搞清楚冠心病到底是怎么回事？

小杏：王大爷，冠心病全名叫冠状动脉粥样硬化性心脏病，粥样硬化是动脉硬化的一种，这种疾病就像粥粘在了血管壁上，形状不规则，血管壁凹凸不平。这些像粥一样的东西主要是由胆固醇和脂蛋白组成的。它粘在血管壁上，越粘越多，就会使血管变得狭窄，甚至堵住血管。

王大爷：有哪些原因会导致冠心病呢？

小杏：血脂异常是最重要的危险因素。同时，与血压增高也有很大关系，60%～70%的冠心病患者伴有高血压。另外，冠心病的形成与年龄、性别、吸烟以及糖尿病也有一定关系。

王大爷：每次发作都胸口闷、痛得厉害，感觉就要死了。

小杏：胸痛是因为诱发了心绞痛，诱发因素比较多，如体力劳动、情绪激动、饱餐、寒冷、吸烟等，平时您一定要注意避免这些因素。同时，您也可以学习一些中医保健技术，预防心绞痛发作。

小杏妙招

妙招一：穴位贴敷

【操作方法】取当归10克，川芎10克，黄芪10克，降香5克，冰片5克混合研磨，加食醋调成糊状，取适量置于敷贴片中间圆孔内，贴于内关、间使、足三里、丰隆等穴，每日1次，每周5次。

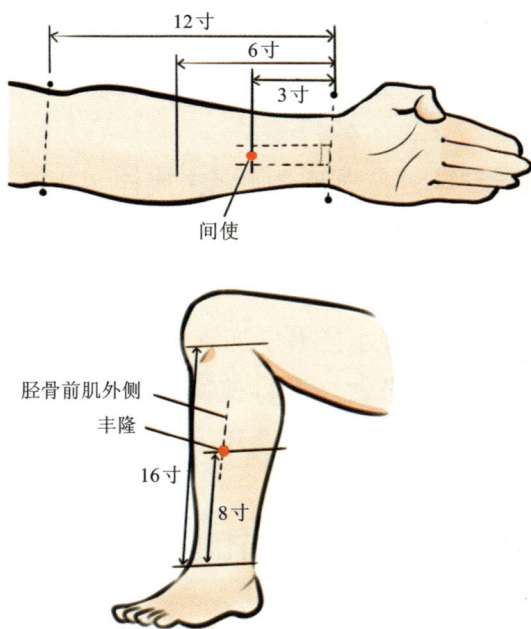

12寸
6寸
3寸
间使

胫骨前肌外侧
丰隆
16寸
8寸

【功　　效】化瘀通络。

妙招二：穴位按摩

【操作方法】按揉内关穴，每次 2~3 分钟，按摩手法由浅入深，以微感酸胀为度。

【功　　效】理气，止痛，宁心。

小杏食谱

1. 桂圆山药大枣汤

【原　　料】鲜桂圆肉 100 克（或桂圆干 30 克），新鲜山药 150 克，大枣 6 枚。

【制　　作】将山药削皮，洗净，切成小块，大枣洗净。锅中加 500 毫升水煮开，加入山药煮沸后放入大枣。待山药煮透、大枣松软，再将桂圆肉剥散加入。待桂圆香甜味渗入汤中时即可熄火食用。

【用　　法】早晚各 1 次。

【功　　效】益气养血，活血化瘀，对心血管有保护作用。

2. 荠菜粥

【原　　料】鲜荠菜 90 克，粳米 100 克。

【制　　作】先将鲜荠菜择洗干净，切成数段，每段的长度约为 2 厘米。将粳米淘洗干净，放入锅中，煮至将熟，再把切好的荠菜放入锅中，用小火煮至粥熟后即可食用。

【用　　法】早餐食用。

【功　　效】清热利水，平肝明目，降压调脂。

3. 龙眼芡实莲心粥

【原　　料】龙眼肉、芡实各 30 克，莲子心 15 克，粳米 60 克。

【制　　作】将上述原料放入锅中，再加适量水煮熟成粥后即可食用。

【用　　法】睡前服用。

【功　　效】补脾养心，养血安神，清心泻火，适合于冠心病伴有心慌失眠、烦热易怒等症状者。

小杏叮嘱

（1）中医学认为，心乃五脏六腑之君，悲哀怒忧则心动。因此，冠心病患者应特别重视情志调护。切忌暴怒、惊恐、过度思虑以及过喜。

（2）高脂肪、高糖食物会促进动脉血管壁的胆固醇沉积，加速动脉硬化，故不宜多食。可选择食用新鲜的蔬菜、水果，晚餐量宜少。

（3）避免过重的体力劳动或突然用力，不要劳累过度，不要熬夜。走路、上楼梯、骑车宜慢，否则会引起心率加快，血压增高，诱发心绞痛。饱餐后不宜运动，注意保暖。

专家提醒

（1）有冠心病的患者，要随身携带硝酸甘油、硝酸异山梨酯、速效救心丸等药物，在疾病发作之初可立即舌下含服药物，以减轻疾病的严重程度。

（2）心肌梗死诊断明确后，应绝对卧床休息，严禁自己翻身。要保持大小便通畅。如无严重并发症，一般卧床2~3周后，可下床坐在椅子上；4~5周后，可在卧室内散步；3个月后可以进行轻体力活动。

第四节　糖尿病

张奶奶是一个糖尿病患者，平时一日三餐注意得特别好，但她不爱运动，而且忍不住会偷偷吃点零食，边看电视边吃，一不留神，血糖就上去了。

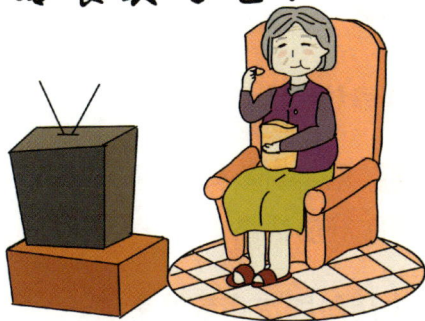

零食真好吃！

小杏答疑

张奶奶：小杏，我年轻时身体很好，退休之后怎么得了糖尿病呢？

小杏：您之所以得糖尿病，很大一部分原因是您平时不健康的生活习惯。像您这样爱吃零食以及久坐不动的生活方式，很容易导致肥胖的发生，引起糖尿病。据统计，目前我国2型糖尿病的患病率上升到了10.4%，也就是每10个人中就有1个糖尿病患者。糖尿病在我国趋向老龄化，我国60岁以上的人患糖尿病的比率在逐年上升。

张奶奶：我们小区很多人都有糖尿病，年轻人也有，除了血糖高一点，也没什么其他影响吧？

小杏：糖尿病的形成与肥胖、精神压力、熬夜、遗传等有关。糖尿病患者一定要积极控制血糖，否则可能会并发眼、肾、心脏、血管、神经的慢性损害和功能障碍。

小杏支招

妙招一：八段锦

【操作方法】见"离退休综合征"章节。

【功　　效】舒筋活络，强身健体。

妙招二：中药脐腰治疗带外束法

【操作方法】用中药脐腰治疗带外束，腰带前面正对脐部(神阙穴)，后面正对肾俞、命门穴，昼夜连续佩戴，3个月换1次药芯。前腰带药芯内装入人参、黄连、苍术、天花粉、泽泻、荔枝核、干姜、白芥子、冰片；后腰带药芯内装入生地黄、枸杞子、山茱萸、牡丹皮、泽泻、茯苓、菟丝子、知母。所有药物磨粉后装入。

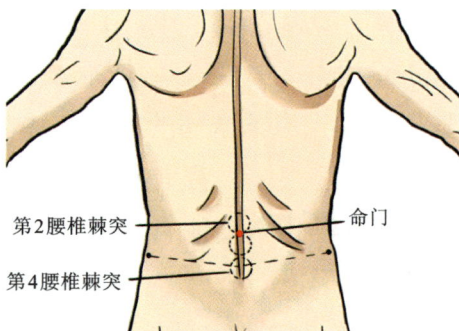

第2腰椎棘突
第4腰椎棘突
命门

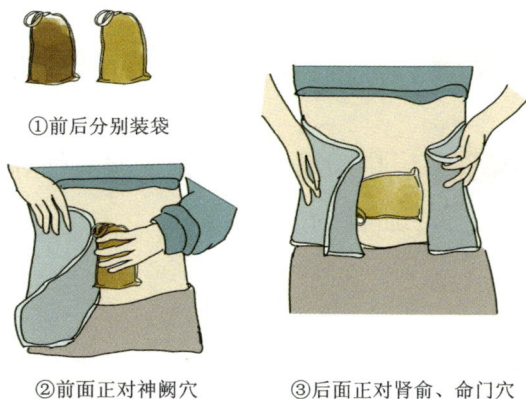

①前后分别装袋

②前面正对神阙穴

③后面正对肾俞、命门穴

【功　　效】滋阴清热，补肺益肝，健脾益肾。

小杏食谱

1. 扁鹊三豆饮

【原　　料】红豆、绿豆、黑豆各50克。

【制　　作】将红豆、绿豆、黑豆一起放入锅中，加适量水，煮到烂熟，去渣取汁。

【用　　法】代茶饮用。

【功　　效】利湿，健脾，补肾。

2. 青钱柳茶

【原　　料】野生青钱柳茶3~6克。

【制　　作】开水冲泡，以 500 毫升水为宜，加盖泡 5 分钟。

【用　　法】代茶饮之，每次泡的茶反复冲泡不宜超过 3 次。

【功　　效】清热润燥，健脾止渴，消暑利尿，常食青钱柳茶具有稳定血糖的作用。

3. 女贞芦根茶

【原　　料】女贞子、芦根各 15 克，葛根、决明子各 10 克。

【制　　作】将女贞子、芦根、葛根、决明子放入锅中，加入适量水煎煮 30 分钟，去渣取汁。

【用　　法】代茶饮之，每日 1 剂。

【功　　效】益肝肾，清虚热，强身体。

小杏叮嘱

（1）规律作息，保证充足的睡眠，避免熬夜。

（2）保持积极乐观的心态。

（3）制订合理的饮食计划，注意热量的控制，少食多餐，每日三餐按 1/5、2/5、2/5 或者各 1/3 的比例分配。

（4）控制体重，每周锻炼 5 次，每次锻炼 30 分钟。

（5）定时监测血糖，坚持按时按量服药，不要擅自增减药量或停药。

专家提醒

（1）糖尿病属于"消渴"范畴，有上、中、下三消之分，有肺燥、胃热、肾虚之别，治疗前需辨清疾病的病位和病性。

（2）糖尿病是胰岛素抵抗、胰岛 B 细胞功能衰竭而导致的，目前尚无治愈方法，必须靠药物来控制血糖。任何一种降糖药物都有一定的作用时间，比如长效降糖药物可维持 24 小时，短效药物一般维持 6~8 小时。用药后，血糖保持平稳，仅代表治疗有效，并不代表可以停药，更不代表疾病已治愈。

（3）部分病情较轻、血糖控制较好的患者可在医生指导下尝试停药，但也必须密切监测血糖。一旦发现血糖升高，就需要重新用药。

第五节　高脂血症

张爷爷是一个美食家，既会做又会吃，一日三餐无肉不欢，三两小酒喝到微醺，简直快活似神仙。但是最近社区组织老年人进行体检，血脂高得把张爷爷吓了一跳。

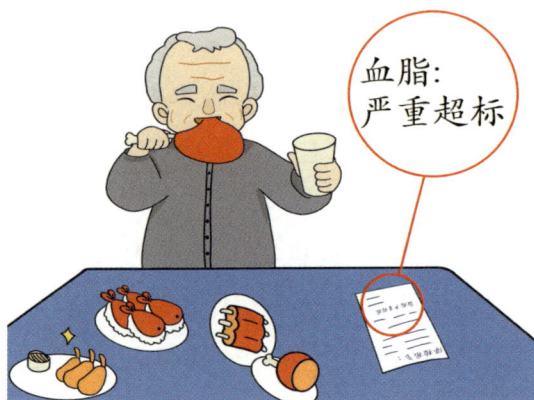

血脂：
严重超标

小杏答疑

　　张爷爷：什么是血脂？血脂高对身体有什么影响？

　　小杏：血液中的脂质就好比我们吃的油，"油"多了，就会使血液变得黏稠，血流速度减慢。同时"油"也有可能粘在血管上，久而久之就会造成血管拥堵，从而引发心脑血管疾病。当人体出现严重供血不足的时候，还可能导致晕倒。

小杏支招

妙招一：艾灸疗法

【操作方法】取阳陵泉、足三里、丰隆等穴位，将点燃的艾条对准施灸穴位进行熏灸，一般距离皮肤 2~3 厘米，使局部有温热感而无灼痛，每个穴位每次灸 3~5 分钟，至皮肤呈红晕为度。每日 1 次，连续治疗 1~2 个月。

妙招二：刮痧疗法

【操作方法】准备一个刮痧板（牛角刮板、瓷勺、铜砭均可），在刮痧板上涂上刮痧油（食用茶油等），与皮肤呈 45°，循脾胃经走向进行刮痧。力量均匀，以皮肤泛红、微感疼痛为宜。切忌用力过大，刮伤皮肤。脾胃经循行部位见第三章"肢体麻木"章节。

小杏食谱

1. 山楂益母茶

【原　　料】山楂 30 克，益母草 10 克，茶叶 5 克。
【制　　作】用沸水冲沏。
【用　　法】代茶饮服。
【功　　效】清热化痰，活血降脂。

2. 荷叶二皮饮

【原　　料】荷叶 30 克，冬瓜皮 30 克，南瓜皮 30 克。
【制　　作】加适量水，煮到烂熟，去渣取汁。

【用　　法】饮汤，每日 2~3 次。

【功　　效】清热利湿降脂。

小杏叮嘱

（1）血脂过高的人，其血液流动速度比正常人慢，睡眠时血液流动速度更慢，为保证头部供血，可将枕头调低。如果晨起出现头脑昏沉，可以将枕头继续调低，并注意控制体重。

（2）避免精神紧张，保持积极心态。

（3）对高热量、含胆固醇较高的食物的摄入量要严格控制，如肥肉、奶油、动物内脏等。可适当多吃黑木耳、燕麦、海带、玉米、瘦肉、鱼虾、大豆、脱脂奶等食物。戒烟、限盐、限酒。

（4）适当参加体育运动和娱乐活动，一般情况下，每周锻炼不少于 5 次，每次 30 分钟。

专家提醒

高脂血症分为原发性高脂血症和继发性高脂血症两种。原发性高脂血症与环境和遗传有关系。继发性高脂血症往往出现在高血糖、肾病综合征、慢性阻塞性肺疾病、胰腺炎等疾病之后。所以，瘦人也可能患高脂血症。因此无论胖瘦与否，建议 40 岁以上的男性和绝经后的女性每年进行 1 次血脂检查。

第六节　慢性阻塞性肺疾病

黄爷爷是一个老烟民，3 年前被诊断为"慢性支气管炎"，医生建议戒烟，可他不以为然，觉得生命有限，应及时享乐。最近，天气变冷，黄爷爷咳嗽越来越厉害，痰也很多，呼吸困难，甚至晚上都不能好好睡觉了。

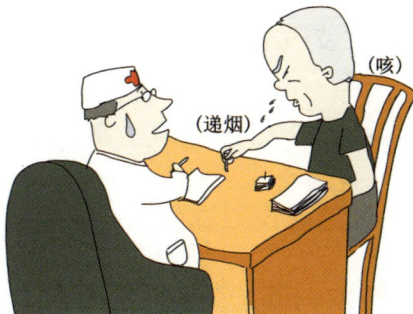

呼吸科

最近咳得厉害，麻烦您给我好好看看！

（递烟）

（咳）

小杏答疑

黄爷爷：为什么天气转凉，我就咳得厉害？

小杏：您患的是慢性阻塞性肺疾病，简称慢阻肺，是以持续气流受限为特征的可以预防和治疗的一种常见慢性呼吸疾病。据统计，2012—2015 年中国 20 岁及以上居民慢阻肺患病率为 8.6%，其中 40 岁及以上居民慢阻肺患病率高达 13.7%。根据 2015 年人口普查数据估算，我国慢阻肺患者约为 9990 万。您这次发病，与天气有一定关系，但更主要的是吸烟带来的影响。

黄爷爷：抽烟有这么大影响吗？这么多人抽烟，为什么别人没事呢？

小杏：慢阻肺的气流受限多呈进行性发展，与气道和肺组织对香烟烟雾等有害气体或有害颗粒的异常慢性炎症反应有关。慢阻肺与慢性支气管炎密切相关，您 3 年前就被确诊慢性支气管炎了，所以真的要戒烟了。

小杏支招

妙招一：穴位贴敷

【操作方法】取白芥子 7 克，延胡索 7 克，甘遂 7 克，细辛 7 克共研末。敷贴于肺俞、心俞、膈俞、肾俞穴（均为双侧），以及气海、关元等穴位。每次 30~60 分钟，每隔 10 日敷贴 1 次，连续 3 次为 1 个疗程。

【功　效】清肺，理气，化痰。

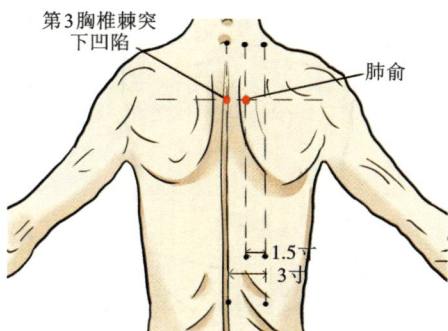

第3胸椎棘突
下凹陷

肺俞

1.5寸
3寸

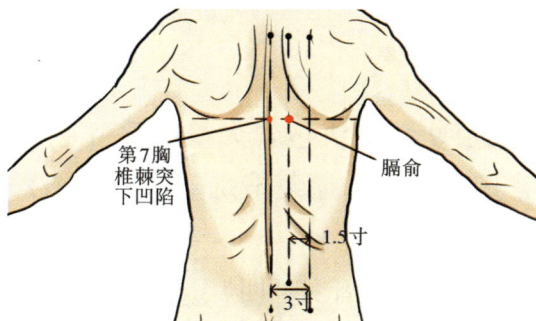

第7胸
椎棘突
下凹陷

膈俞

1.5寸

3寸

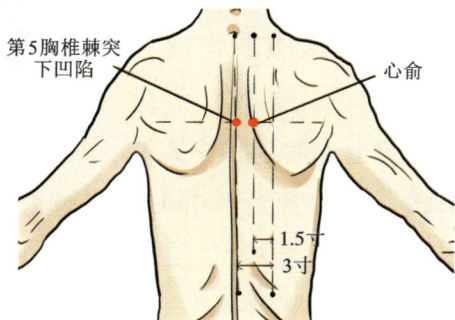

第5胸椎棘突
下凹陷

心俞

1.5寸
3寸

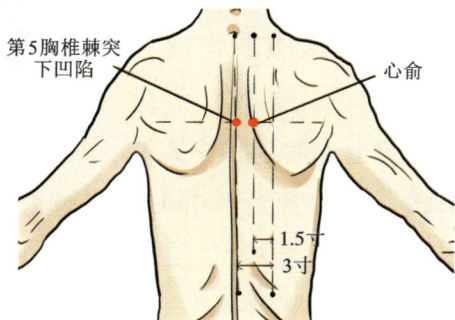

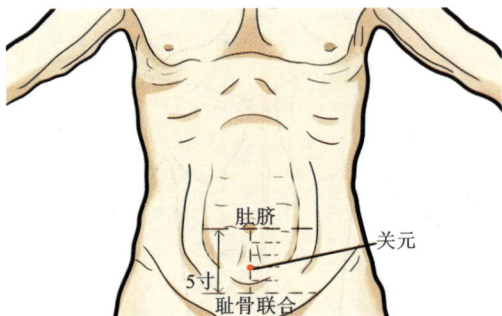

肚脐

关元

5寸

耻骨联合

妙招二：六字诀

【操作方法】 六字诀包含大量的深呼吸和缩唇呼吸动作，非常适合作为肺康复锻炼。这里介绍六字诀中的"呬字诀"。

呬字诀：呬字发音如"四"，取第四声。正音为"息"，读如"谢"。念时开口张腭。两手从腹股沟前方向上提，两手抄合，手心相对，经过腹部时渐转掌心向上，抬至膻中穴时，两臂外旋翻转，手心向外成立掌状，指尖升至喉部时，左右展臂宽胸推掌如鸟张翼，同时开始呼气念字，足大趾轻轻点地，两手下垂复原。

六字诀

【功　　效】 缓解身体的压力反应，改善睡眠，防止肌肉紧张。

【注意事项】当练习宽胸推掌时，人体要昂首挺胸，效果更好。每日练 3~4 次，每次可以逐步增加到 36 次以上。

妙招三：艾灸疗法

【操作方法】取气海、膻中穴，点燃艾条，在施灸穴位上方距离皮肤 2~3 厘米处进行熏灸，使局部有温热感而无灼痛。每个穴位灸 3~5 分钟，至皮肤呈红晕为度。每日 1 次，连续治疗 1~2 个月。

【功　　效】益气，温阳，止咳。

【注意事项】注意观察局部皮肤情况，防止烫伤。

小杏食谱

1. 四仁鸡子羹

【原　　料】白果仁、甜杏仁各 1 份，胡桃仁、花生仁各 2 份，鸡蛋 1 个。

【制　　作】将白果仁、甜杏仁、胡桃仁、花生仁、鸡蛋煮羹 10 分钟。

【用　　法】空腹食用，每次 1 小碗，连服半年。

【功　　效】扶正固本，补肾润肺，纳气平喘。对咳喘日久的慢性支气管炎患者较为适用。

2. 当归生姜羊肉汤

【原　料】新鲜羊肉 400~500 克，当归 30 克，生姜片 50 克。

【制　作】将羊肉洗净后放入锅中，加水适量，大火烧开后放入当归、姜片，改小火煮成浓汤即可。

【用　法】早晚各服 1 次。

【功　效】补血散寒，适宜于患有虚寒性疾病者。

3. 人参核桃汤

【原　料】人参 5 克，核桃肉 10 克。

【制　作】将人参和核桃肉放入碗内，加适量水浸泡 40 分钟。将碗置于锅中隔水蒸炖 1 小时。

【用　法】喝汤，吃核桃肉，人参可连续使用 3 次，到第 3 次蒸炖时连同人参一并食之。

【功　效】补益肺肾，纳气定喘。

小杏叮嘱

（1）生活规律，劳逸结合，保证睡眠，避免过敏。

（2）慢阻肺不是一朝一夕形成的，所以治疗也不是几天就可以完成的，故建议患者要保持良好的心态，树立战胜疾病的信心和勇气，积极配合治疗，保持积极乐观。

（3）饮食宜清淡、易消化，避免辛辣刺激性食物。

（4）患者可根据自己的体质状况选择合适的锻炼项目，如散步、太极拳、健身操；身体状况较好的也可选择慢跑、游泳，但要循序渐进，持之以恒，运动后以自我感到舒适为度。

（5）吸烟量越大、吸烟时间越长、开始吸烟的年龄越早，患慢阻肺的危险程度越高。所以戒烟是治疗慢阻肺最重要的环节。

专家提醒

（1）中医学认为，"正气存内，邪不可干"，对于慢阻肺的治疗要特别重视扶助正气，注意补肾益肺或强健脾肾。

（2）慢阻肺一旦发生就会造成肺部不可逆性功能减退，并可导致心肌梗死、心绞痛、骨质疏松、糖尿病等，所以一定要早发现，早治疗。

（3）慢性阻塞性肺疾病患者可长期使用家庭氧疗。家庭氧疗的要求：①每日超过 16 小时；②I型呼吸衰竭，高流量氧气治疗；II型呼吸衰竭，吸氧浓度建议 1~2 L/min，一般不超过 3 L/min。

第七节　肿瘤

一个月前王爷爷被诊断为直肠癌，做了根治手术，效果满意。但术后总感觉身体不适，情绪低落，经常感冒，身体素质大不如以前了。

怎么做完手术后
稍吹风就感冒啊？

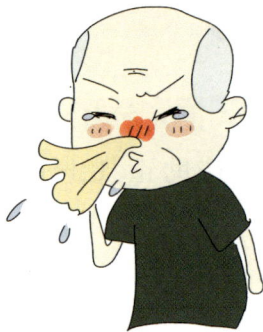

小杏答疑

张阿姨：我老伴儿做了根治手术，但好像没有完全康复，精神状态还不如手术前，这是手术有什么问题吗？

小杏：这个不是手术的问题，王爷爷因前期肿瘤的影响以及手术治疗，导致身体消耗比较大，免疫力下降尚未完全恢复，身体还比较虚弱。

张阿姨：听说中医对肿瘤术后的康复有很好的效果，这是真的吗？

小杏：是的，对于肿瘤术后康复期的患者，中医中药有一定的优势，可以通过传统技术和药膳的配合治疗，达到扶持正气，增强体质，促进康复的目的。

小杏支招

妙招一：穴位按摩

【操作方法】食欲不振，按摩足三里、关元穴；呕吐，按摩内关穴。每个穴位顺时针按揉 1~2 分钟，手法应先由轻到重，由浅到深，再由重到轻，由深到浅。

妙招二：艾灸疗法

【操作方法】取足三里、关元穴。点燃艾条对准穴区，距离以患者感觉温热舒适、略有灼热感为度。每次施灸 60~120 分钟，每日 2 次，5 次为 1 个疗程，共治疗 4 个疗程。

妙招三：音乐疗法

见"认知障碍"章节。

妙招四：芳香疗法

见"焦虑"章节。

小杏食谱

1. 枸杞炖乌骨鸡

【原　　料】枸杞子 30 克，乌骨鸡 100 克，葱、姜、盐各适量。

【制　　作】将乌骨鸡洗净，切块，姜切片、葱打结，待用。将乌骨鸡、枸杞子、姜片、葱结、盐放入蒸锅煮烂，打成匀浆或加适量淀粉或米汤，成糊状，煮沸即可。

【用　　法】每周 1~2 次。

【功　　效】补肝肾，益气血，退虚热。尤其适宜于肿瘤体质虚弱者。

2. 气血养生茶

【原　　料】黄芪 15 克，西洋参 5 克，枸杞子 10 克，黄精 10 克。

【制　　作】将黄芪、西洋参、枸杞子、黄精放入杯中，用 100℃ 的水冲泡，盖好杯盖泡 10 分钟。

【用　　法】每周 1~2 次。

【功　　效】平补气血。

小杏叮嘱

（1）保持健康的生活方式，作息规律，保证充足的睡眠，尽量少去人群聚集的地方。

（2）做到心理平衡，保持乐观心态，树立战胜疾病的信心。

（3）禁烟酒、调整膳食结构和饮食习惯。饮食要清淡且富有营养，多吃新鲜蔬菜、水果，少吃肥肉、咸菜等。

（4）适量运动，以增强体质。

专家提醒

（1）中医治疗肿瘤的总原则是扶正祛邪，其中扶正要贯穿治疗的始终。尤其是参与放化疗，或者术后的治疗，中医可以有效地改善患者的体质，缓解不良反应。

（2）定期复查，以便及时发现术后或放化疗之后的转移、复发或其他情况，从而赢得更多的治疗时间。

（3）如出现体重下降、乏力、发热、疼痛、淋巴结肿大等情况，需及时到医院就诊。

第八节　胃食管反流病

　　汪爷爷近日胸背部疼痛不适，有时还伴有反酸、烧心、干咳等症状，以为是心脏病犯了，到医院检查后，医生诊断为胃食管反流病。

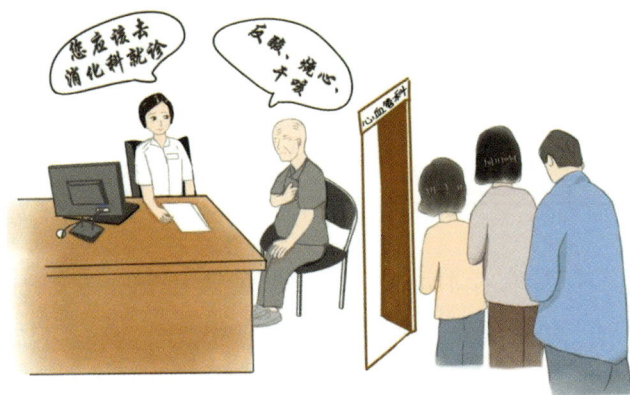

小杏答疑

　　汪爷爷：什么是胃食管反流病？

　　小杏：胃食管反流病是指胃内容物反流入食管，引起不适症状和（或）并发症的一种疾病，其典型症状是烧心、反酸；部分患者反流物可到达咽喉部及口腔，引起食管外症状。临床上以烧心、反酸、胸骨后灼痛、平卧或睡眠时呛咳、咽喉不适等症状多见。

汪爷爷：吃下去的东西怎么会反流呢？

小杏：胃食管反流病的发病与多种因素有关，主要有防御机制的减弱，包括一过性食管下括约肌松弛、食管清除能力下降、食管黏膜预防作用减弱和反流物的攻击作用。幽门螺杆菌感染、自主神经功能紊乱、胃排空延迟、感觉异常、心理因素、经常性饮酒等也可导致胃食管反流病的发生。

小杏支招

妙招一：推任脉

【操作方法】见第二章第二节。
【功　　效】宽胸理气。

妙招二：艾灸疗法

【操作方法】将点燃的艾条悬于足三里、上脘、中脘等穴位上进行熏灸，注意与皮肤保持 3~5 厘米，每个穴位灸 10~15 分钟，直至局部皮肤温热红润为度。

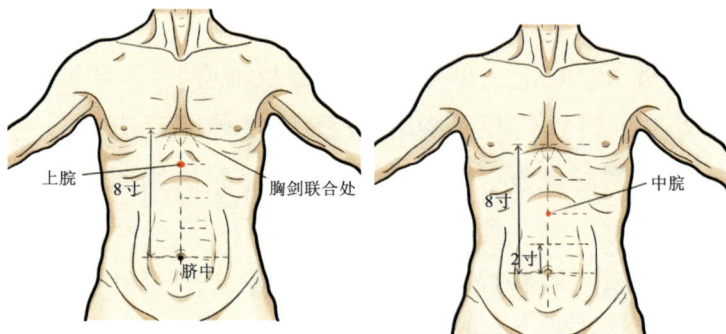

上脘 8寸 胸剑联合处 脐中

8寸 中脘 2寸

【功　　效】温中健脾，促进脾胃功能康复。

小杏食谱

1.玫瑰佛手茶

【原　　料】玫瑰花 60 克，佛手 10 克。

【制　　作】开水冲泡 5 分钟。

【用　　法】代茶饮，每日 1 剂。

【功　　效】疏肝理气，适宜于胁肋胀痛、胃脘疼痛、嗳气、少食者。

2.荷蒂粥

【原　　料】荷叶蒂 1 个，全瓜蒌 5～10 克，粳米 50～100 克，冰糖适量。

【制　　作】将荷叶蒂和全瓜蒌榨汁后去渣，与粳米同煮，煮熟后放入冰糖适量。

【用　　法】每日多次少量食用。

【功　　效】升举阳气，助脾胃，尤其适宜于反流性食管炎症见呕吐者。

3. 枇杷叶陈皮茶

【原　　料】鲜枇杷叶3片，陈皮6克。

【制　　作】将枇杷叶洗净去毛，二者开水冲泡片刻。

【用　　法】代茶饮。

【功　　效】理气化痰，有助于缓解反酸、反食、嗳气、痞胀等不适。

小杏叮嘱

（1）保持心态乐观，放松身心。适量运动，规律锻炼。

（2）避免饮用碳酸饮料，可减少饮料中过多气体造成的嗳气和反流症状。多吃谷物，增加膳食纤维的摄入量，减少胃内亚硝酸盐和一氧化碳的形成，防止反流情况的发生。戒烟、戒酒，使胃酸分泌降低，减少胃黏膜和食管黏膜的损伤。

（3）重点防治便秘，可降低腹内压，减少反流。

专家提醒

（1）胃食管反流病是一种慢性疾病，长期的不良心理状态会加重疾病的发生、发展，形成一种恶性循环。因此心理治疗是该病治疗不可忽略的一部分。

（2）心理治疗包括纠正错误的认知、增强对疾病的了解，正确调控身体的反应和情绪行为，使疾病状态及情绪体验得到改善，鼓励面对疾病等。

（3）若上述处理后症状不能缓解，应及时就医，防止疾病进一步发展。

第九节　骨质疏松症

70岁的李爷爷因被水呛到，狠狠地咳嗽了一声后腰部出现剧烈疼痛，症状持续几天不见好转，到医院检查诊断为腰椎骨折，入院骨密度检查结果显示为骨质疏松。

小杏答疑

李爷爷：什么是骨质疏松？

小杏：请您看下面的两张图，左图是正常骨骼，右图是骨质疏松骨骼，对比发现右图的骨小梁非常稀疏，骨组织微结构破坏，这是骨质疏松骨骼的典型表现。

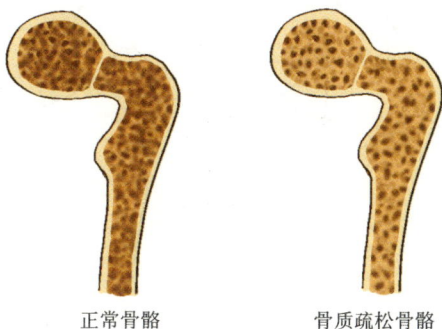

正常骨骼　　　　　骨质疏松骨骼

李爷爷：怎么知道自己患了骨质疏松症呢？

小杏：不少患者起病隐匿，临床表现不明显，往往等到骨折的时候才发现。日常生活中我们也可以从一个人的体态去判断，看是否有身高变矮（比年轻时身高缩短3~5厘米）、脊柱后凸、驼背或胸廓畸形等。

小杏支招

妙招一：穴位按摩

【操作方法】取肝俞、肾俞、脾俞穴及阿是穴（即疼痛明显处），每个穴位顺时针按揉1~2分钟。手法应先由轻到重，由浅到深，再由重到轻，由深到浅。

【注意事项】骨折患者禁用此法。

3寸

1.5寸

第9胸椎棘突
下凹陷

肝俞

肩胛下角
水平线

第11胸椎棘突
下凹陷

脾俞

1.5寸

3寸

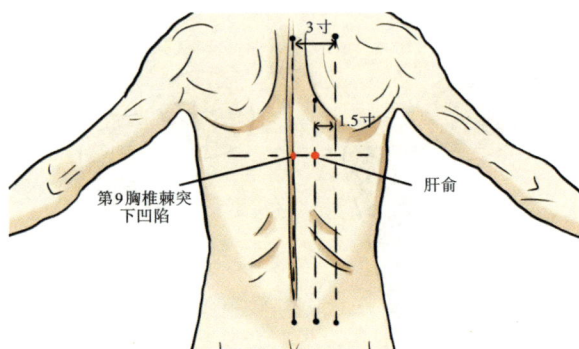

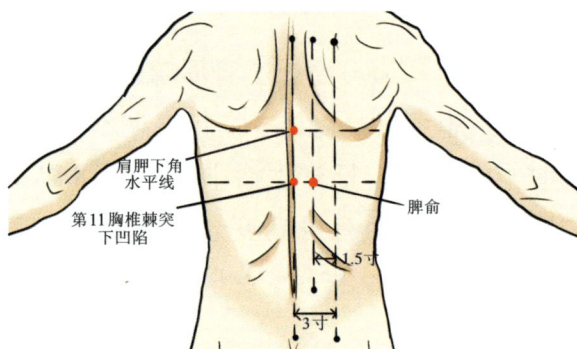

妙招二：腰部养生操

【操作方法】

（1）旋伸腰臀：两腿开立，与肩同宽，平心静气。两手叉腰，拇指在前，四指按在两侧肾俞穴处，先顺时针旋转腰臀部 10 次，再逆时针旋转腰臀部 10 次。运动时要尽量使腰部肌肉放松。

（2）叩击腰骶：两腿微弯曲，两臂自然下垂。双手半握拳，以拳背部有节奏地叩击腰部脊柱两侧，从足太阳膀胱经到骶部。左右各叩击10次。

（3）双手攀足：两腿微微分开，两臂上举，身体随之后仰，尽量达到后仰的最大限度，稍停，随即身体前屈，双手下移，让手尽可能触及双脚，再稍停，然后恢复原来体位。连续做10~15次。

（4）推按腰眼：双手大鱼际紧贴同侧背后腰眼穴，用力上下推按，一上一下为1次，反复进行10~20次。

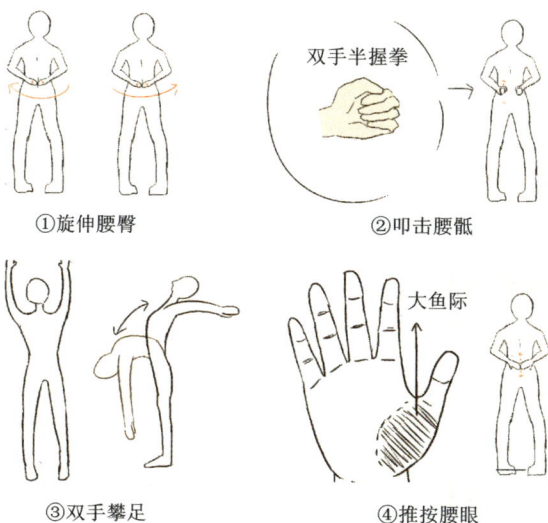

①旋伸腰臀　　　　　　②叩击腰骶

双手半握拳

大鱼际

③双手攀足　　　　　　④推按腰眼

【注意事项】动作不宜过大，以免损伤腰部。骨折患者禁用此法。

妙招三：晒背

【操作方法】每日 15 点之后在太阳下晒背，晒背前做好防晒准备，穿浅色薄衫，适量喝水以补充体液消耗，晒半个小时左右即可，晒完背后穿好衣物再进入室内，注意不要着凉。适当晒太阳可促进机体维生素 D 的合成，从而促进钙的吸收。

小杏食谱

1. 杜仲山药粥

【原　　料】杜仲 10 克，续断 10 克，山药 50 克，糯米 50 克。

【制　　作】先煎续断、杜仲，去渣取汁，加入糯米及捣碎的山药，煮成粥状。

【用　　法】每日 2 次。

【功　　效】温补脾肾，强壮筋骨。

2. 芝麻核桃仁粉

【原　　料】黑芝麻 250 克，核桃仁 250 克，白砂糖适量。

【制　　作】将黑芝麻拣去杂质，晒干炒熟，与核桃仁同研为细末，加入白砂糖，拌匀后装瓶备用。糖尿病患者可不加糖。

【用　　法】每日 2 次，每次 25 克，温水调服。

【功　　效】滋补肾阴，预防骨质疏松症。

3. 黄芪虾皮汤

【原　　料】黄芪 20 克，虾皮 50 克，葱、姜、盐各适量。

【制　　作】将黄芪切片，入锅，加水适量，煎煮 40 分钟，去渣取汁，加入虾皮、葱、姜、盐，煨炖 20 分钟即可。

【用　　法】正餐食用。

【功　　效】补脾益肾，补充钙质，有助于预防骨质疏松症。

(小杏叮嘱)

（1）及时清除家中地面上的杂物，保持浴室地面干燥，外出行走注意鞋底防滑，慢步缓行，踩稳脚步。

（2）保持平常心，不要过度紧张、害怕。

（3）均衡饮食，多食用含钙丰富的食物，如牛奶、豆制品、海鲜、虾皮、西兰花、蘑菇等。

（4）若患有白内障、老花眼等影响视力的眼科疾病，要积极治疗，防止意外发生。

专家提醒

盲目补钙会造成钙过量，可能会引起多尿、肾结石、膀胱结石等，因此在补钙之前，建议先到医院做血钙检查和尿液检查，确实存在钙不足的情况下才可补充。

第十节　带状疱疹

1 周前，姚奶奶突觉右侧腰部痛，随之皮肤上出现一条带状红色小水疱，针刺样痛，夜间疼痛剧烈，皮肤有烧灼感，连衣服都不敢碰。姚奶奶痛得 3 个晚上没有睡着，到医院就诊，被诊断为带状疱疹。

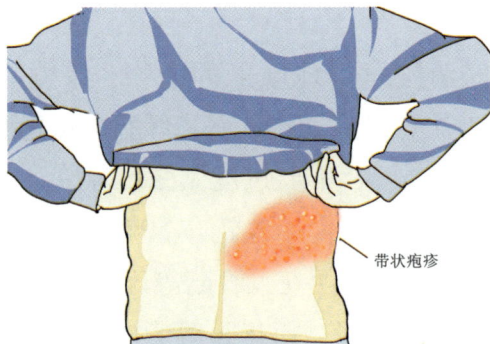

带状疱疹

小杏答疑

姚奶奶：什么是带状疱疹？

小杏：带状疱疹是指皮肤上出现成簇水疱，多呈带状分布，痛如火燎的急性疱疹性皮肤病。常局限于身体的一侧，一般不超过身体中线。因疱疹多发生在腰部，故中医称为蛇串疮、缠腰龙、缠腰火丹等。

姚奶奶：为什么会突然出现带状疱疹？

小杏：往往是由于儿时患过水痘，水痘-带状疱疹病毒潜伏在身体里，成年后抵抗力下降时，潜伏的病毒"苏醒"而再度活跃，且沿着神经感染，发展成为带状疱疹。带状疱疹的最大危险因素是年龄，特别是超过 50 岁的人群。治愈后一般可获得对此病毒的终身免疫。

姚奶奶：皮肤病一般都是痒，带状疱疹为什么会这么痛？

小杏：神经痛为带状疱疹的一个重要特征，老年患者常常疼痛比较剧烈，且神经痛可持续数月或数年，严重影响睡眠和情绪。

小杏支招

薄棉灸

妙招一：薄棉灸

【操作方法】将优质医用脱脂棉花撕成薄如蝉翼的

薄棉片，平铺于患者皮肤表面，点燃棉片一端，急吹其火，使薄棉片一燃而尽。

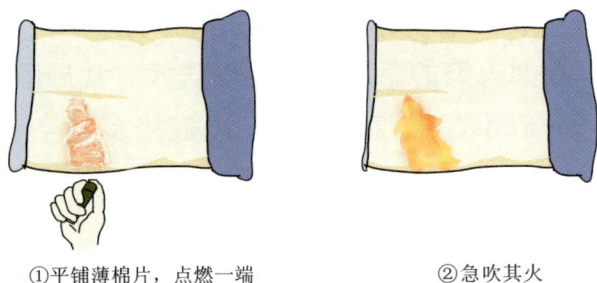

①平铺薄棉片，点燃一端　　　　　②急吹其火

【功　　效】 此法治疗带状疱疹有明显效果。

【注意事项】

（1）施灸用的脱脂棉花应撕展得又松又薄，易于迅速燃完，防止灼伤皮肤。

（2）头面及有毛发的部位不宜用本法。

妙招二：中药熏蒸

【操作方法】 取紫草、白鲜皮、荆芥各 15 克，蛇床子、五倍子、地肤子各 30 克，茵陈 20 克，黄柏 10 克，苦参 50 克，与水共煎。将 400 毫升药液与 1000 毫升温水混匀，冷却至 50℃左右，对患处实施熏蒸，熏蒸距离控制在 30 厘米左右，避免烫伤。每日 1 次，每次 30 分钟。

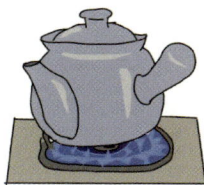

①煎药

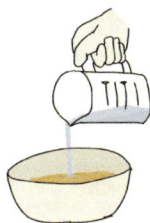

②将400毫升药液与1000毫升温水混匀，冷却至50℃

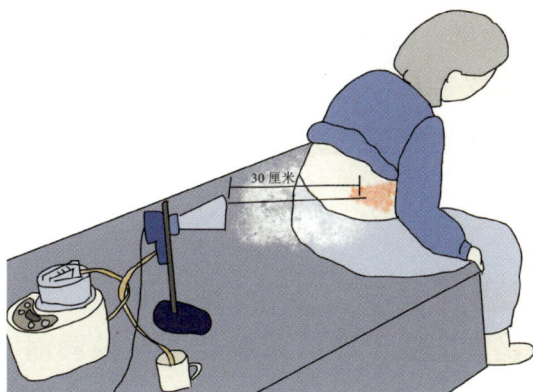

30厘米

③熏蒸

【功　　效】凉血止痛，除湿解毒。

【注意事项】

（1）严重心肺疾病患者、高龄患者、传染病患者等不宜熏蒸。

（2）熏蒸前排空大小便，避免空腹或饱餐。

（3）熏蒸后及时擦干皮肤，补充水分，如非必要当天可不洗澡，以保证疗效。

小杏食谱

1. 当归佛手柑汤

【原　料】佛手柑鲜果 1 个，当归 15 克，米酒适量。

【制　作】把佛手柑鲜果切成小块，将所有原料放入锅中，加水适量，煎煮到佛手柑熟后即可。

【用　法】每日 1 次。

【功　效】疏肝理气，养血活血。

2. 茉莉花糖水

【原　料】茉莉花 10 克，红糖适量。

【制　作】把洗干净的茉莉花与红糖同时放入锅中，加清水适量，煮沸后继续煮 5 分钟，去渣饮汤即可。

【用　法】代茶饮用。

【功　效】理气缓急止痛。

3. 马齿苋苡米粥

【原　料】薏苡仁 30 克，马齿苋 30 克。

【制　作】加入适量水，熬熟即可。

【用　法】每日温热服用 1 次，连服 7 日。

【功　效】清热解毒，健脾利湿。

小杏叮嘱

（1）做好疱疹周围皮肤的清洁护理，保持局部皮肤干燥，瘙痒时不可抓挠，以免引起感染。

（2）发病后患者常痛苦不堪，应多鼓励，多陪伴，可通过播放音乐、电视节目或与患者聊天等方法来转移注意力。

（3）饮食宜清淡，避免油腻、高糖、膨化食品及碳酸饮料等。

（4）适当锻炼，增强体质。

专家提醒

（1）出现疱疹后的 1 周内应进行标准化的抗病毒治疗，目前临床上主要使用的抗病毒药物有阿昔洛韦、更昔洛韦及泛昔洛韦等。抗病毒治疗的同时，还可以选择皮下注射麻醉药，阻滞患病部位的神经，预防后遗神经痛。

（2）一旦发现有带状疱疹的表现，应及时到医院进行诊治，以防延误治疗。

第十一节　老年疝气

　　李爷爷一大早蹲完厕所站起来，发现右侧大腿根部鼓了一个大包，像一颗剥了壳的熟鸡蛋，既不痛也不痒。李爷爷赶紧躺回床上，刚躺下"鸡蛋"却消失不见了，于是他又从床上坐了起来，"鸡蛋"一咕噜又滑了出来。他以为是得了什么怪病，一早便去医院向李医生寻求帮助。

　　李医生诊断为右侧腹股沟疝（西医诊断）；狐疝，中气下陷证（中医诊断）。鉴于高龄和生存期等情况，李医生推荐李爷爷暂用疝气包压迫治疗法保守治疗。李爷爷在中医护理门诊小杏护士那里领取了中药疝气包和疝气带，小杏护士教他如何正确佩戴。

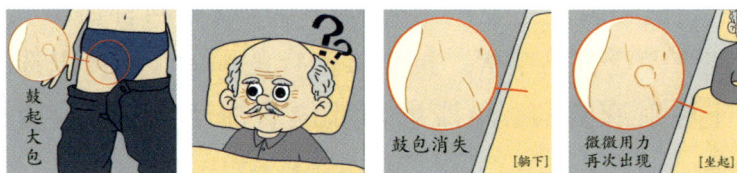

鼓起大包　　　　　鼓包消失 [躺下]　　　微微用力再次出现 [坐起]

小杏答疑

　　李爷爷：小杏，医生说我的这种情况是疝气，什么是疝气？

小杏：疝气是中医的说法，也称小肠串气。疝气在现代医学上称为疝，也就是体内某个脏器或组织离开其正常的解剖部位，通过先天或后天形成的薄弱点、缺损或孔隙进入另一部位。简单点说就像是破了洞的裤子，兜里的宝贝从破洞里鼓了出来，鼓出来的东西就叫疝。

李爷爷：我为什么会出现疝气呢？

小杏：老年人疝气通常是腹壁强度减弱以及腹内压力过高造成的，如慢性咳嗽、习惯性便秘、排尿困难、排便费力等。

小杏妙招

妙招一：疝气包压迫治疗法

【操作方法】先取出药包及疝带，将药包放在疝带药包袋中，然后让患者平躺，使腹股沟区突出物完全复位（手法推揉），将药包对准患处，戴上疝带，适当调节松紧度（松紧度由腰带及束带调整），束带由大腿内侧穿过，提向臀后腰处。

【功　　效】疝气包起着机械压迫的作用，使包块复位，疝环口逐渐缩小、愈合。

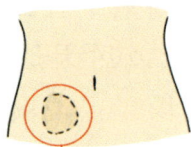

突出物

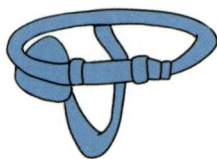

①取出药包和疝带

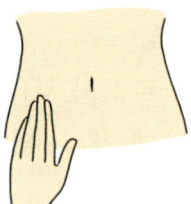

②手法推揉突出物

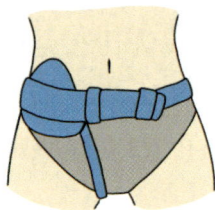

③药包对准患处，戴上疝带

妙招二：艾灸疗法

【操作方法】将点燃的艾条悬于百会、关元等穴位上进行熏灸，注意与皮肤保持 3~5 厘米的距离，每个穴位灸 10~15 分钟，直至局部皮肤温热红润为度。

妙招三：回纳手法

【操作方法】患者取足高屈髋位。操作者左手示指及拇指置于外环口上方，稍用力向下推，以阻止疝囊向外环上方突出；右手环形张开，压在疝囊的内、外、上、下方，持续缓慢用力。

【注意事项】疝气回纳手法主要用于嵌顿疝的手法

复位，在实施手法复位时必须确定无肠管坏死（嵌顿时间小于 4 小时，无明显腹痛、肠鸣音正常、阴囊无明显红肿等症状）。

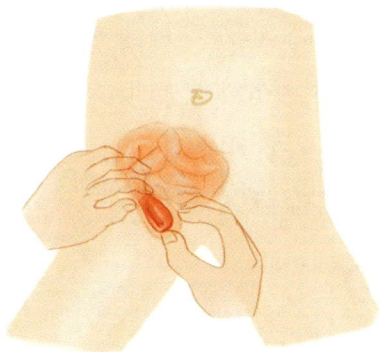

小杏食谱

1. 茴香粥

【原　　料】小茴香 15 克，粳米 100 克。

【制　　作】先煎小茴香，去渣取汁，然后入粳米煮成稀粥。

【用　　法】每日 2 次，3~5 日为 1 个疗程。

【功　　效】温中行气止痛。适宜于小肠疝气、睾丸鞘膜积液、阴囊象皮肿等患者。

2.益气鲫鱼膳

【原　料】鲫鱼200克，黄芪15克，枳壳9克，生姜、盐各适量。

【制　作】先煎黄芪、枳壳约半小时，再加水煮沸，放入鲫鱼，煮至鲫鱼熟时加少许生姜、盐调味即可。

【用　法】正餐食用。

【功　效】健脾益气，升阳举陷。

小杏叮嘱

（1）加强家庭成员之间的交流，放松情绪，保持乐观。

（2）清淡饮食，多食水果、蔬菜和富含粗纤维的食物，多喝水，一般每日不少于1500毫升，避免进食辛辣刺激、生冷、胀气的食物；保持大便通畅，避免排便用力；避免腹压增加，导致疝气复发。

（3）适当做一些有益身心的运动，规律锻炼。

（4）打喷嚏、咳嗽、便秘、呐喊时应用手按住疝气的部位，避免疝内容物突出。如发现腹部疝囊增大较明显且不能回纳，并伴有局部触痛明显或者腹痛、恶心、呕吐等症状，应及时到医院就诊，完善相关检查，以免延误病情。

（1）疝气手法复位适宜于早期（3～5 小时）嵌顿疝，且局部压痛不明显者。疝气嵌顿不得超过 24 小时，否则小肠容易缺血坏死，危及生命。

（2）手法复位时切忌粗暴，以免挤破肠管，最好及时求助于外科医生。

第十二节　脏器下垂

李奶奶的两个孩子虽然已经有了各自的小家庭，但还是三天两头往家里跑，就为了吃上一顿李奶奶做的美食。可是，李奶奶自己却只做不吃，尝尝味道就不再动筷子了。李奶奶告诉女儿，她不是不想吃，是不敢吃。因为最近每次排大便时都感觉肛门处有"东西"掉出来，上完厕所后要在床上趴着才会慢慢恢复。严重的时候，咳嗽或打个喷嚏，"东西"也会脱出来。为了减少上厕所的次数，李奶奶只好尽量少吃，人也越来越瘦。孩子们带李奶奶去医院检查，诊断为直肠脱垂。

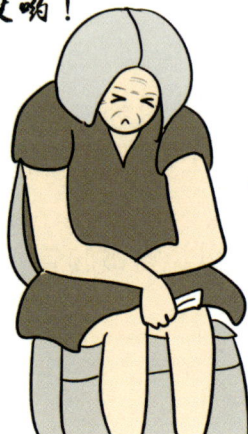

哎哟！

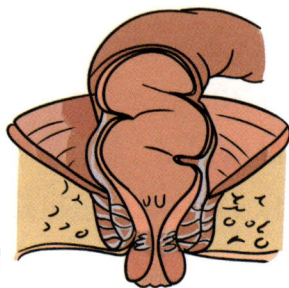

直肠脱垂

小杏答疑

　　李奶奶：直肠脱垂是什么原因呢？难道我的肠子变长了吗？

　　小杏：直肠脱垂不是直肠变长了，是直肠黏膜、肛管、直肠全层和部分乙状结肠向外移位，脱出肛门外的一种疾病。中医学认为，内脏下垂，包括直肠、胃、子宫等器官的下垂，一般是身体出现气虚，中气不足，无力上提所引起的。

　　李奶奶：长期直肠脱垂会有什么后果？

　　小杏：长期直肠脱垂容易出现肠黏膜水肿、出血、溃疡等。因脱出的黏膜分泌大量的黏液，肛门周围的皮肤受到刺激，可能形成肛周湿疹或肛门瘙痒症，还可能出现便秘或腹泻的症状。

小杏支招

妙招一：艾灸疗法

【操作方法】

（1）点燃艾条，对准百会、关元穴，距离以感觉温热舒适、略有灼热感为度。

（2）每个穴位灸 15 分钟左右，每日 2 次，5 次为 1 个疗程，需 4 个疗程。

【功　　效】升阳举陷。

妙招二：缩肛运动

【操作方法】

（1）患者取仰卧位，闭目，双臂自然置于体侧，调匀呼吸，全身放松，意守肛门。

（2）吸气，紧胯，提肛，持续 5 秒。后呼气，松胯，松肛，持续 10 秒。

（3）锻炼时间以早晨醒后、晚上入睡前为宜。以一提一松为 1 次，锻炼 15 分钟左右，不宜太久，否则肛门处也会疲劳，3 个月为 1 个疗程。

【功　　效】提高肛周肌力。

妙招三：凯格尔运动

【操作方法】 见第二章第一节。

【功　　效】 提高盆底肌肌力。

🙍 小杏食谱

1. 绿豆糯米猪肠

【原　　料】 绿豆 50 克，糯米 20 克，猪大肠 250 克，香油、食盐各适量。

【制　　作】 将猪大肠洗净，然后把绿豆、糯米放入大肠内，肠两端用线扎紧，加水煮 2 小时左右，取出后切段，加入香油、食盐调味。

【用　　法】 每周 1~2 次。

【功　　效】 补脾健胃，益气清热。

2. 猪肾蘸砂仁末

【原　　料】 砂仁 15 克，猪肾 1 个。

【制　　作】 将砂仁择净，研末。猪肾去臊腺，洗净，切片，煮熟，取猪肾片蘸药末。

【用　　法】 温黄酒适量送服，每日 3 次。

【功　　效】 温中固肾，理气消肿。适宜于脱肛者。

3. 羊血末蘸二槐

【原　　料】 槐实、槐花各 15 克，羊血适量。

【制　　作】 将槐实、槐花择净，研末。羊血切块，煮熟，取羊血块蘸药末。

【用　　法】 温黄酒适量送服，每日 3 次。

【功　　效】 凉血止血，消肿止痛。适宜于脱肛者。

小杏叮嘱

（1）健康生活，规律作息，预防便秘。

（2）保持积极乐观的心态，树立战胜疾病的信心。

（3）鼓励多饮水，多摄入膳食纤维，保持大便通畅。食用蛋白质含量高的食物，如瘦肉、鱼、虾等。老年女性可多食雌激素含量高的食物，如豆制品、蜂蜜、苹果等。

（4）适当运动。

专家提醒

（1）脏器脱垂除了脱肛，还包括胃下垂、肾下垂、子宫脱垂等。中医学认为，脏器下垂多为中气下陷导致，治疗以补中益气为总原则。

（2）脱肛患者要特别注意，若出现直肠脱出、肛门失禁、便秘、排便不尽感、出血等症状，或直肠脱垂后用手不能还纳，或出现直肠嵌顿，发生肿胀、炎症，甚至绞窄、坏死等情况，请及时就医。

第十三节　认知障碍

　　王奶奶曾经是一位大学教授，才学过人，但退休后女儿青青发现王奶奶经常焦虑不安。某天吃晚饭时，王奶奶夹了块鱼肉放在青青的碗里，却叫着青青的姐姐的名字："茜茜，吃鱼。"青青想到前几天王奶奶独自一人到自己上幼儿园的地方，说是去接女儿回家。第二天，青青带着王奶奶来到医院，医生诊断为阿尔茨海默病。

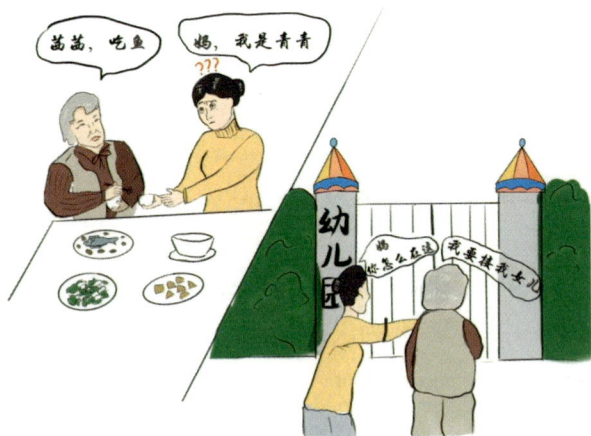

小杏答疑

青青：最近我妈妈说话做事总是奇奇怪怪的，邻居说肯定是老年痴呆，但今天医生说是阿尔茨海默病，这两个病有什么关系？

小杏：老年痴呆包括阿尔茨海默病、血管性痴呆、神经性痴呆等，其中阿尔茨海默病是老年痴呆最常见的一种类型。现在我国约有 1000 万老年痴呆患者，其中阿尔茨海默病占 60% 左右，随着我国人口老龄化不断进展，患有老年痴呆的人数也在不断增加。目前老年痴呆尚无特效治疗药，所以早期预防和延缓老年痴呆进一步发展才是关键。

青青：那早期怎么才能判断可能患了老年痴呆呢？

小杏：老年痴呆早期有一些特征性的症状。患者常表现为容易忘记最近发生的事情，但对以前的事情记忆清晰；计算能力下降；对时间和空间的定向力下降，比如忘记当前所处的时间或日期，以及忘记回家的路；智能衰退，理解能力下降；沟通能力下降等。当发现老年人有上述表现时，亲属一定要及时带其去医院检查、诊断。

妙招一：扫散法指梳头部

【操作方法】拇指伸直呈外展位，四指并拢微屈曲，拇指以桡侧面为着力点，自前额发际向后至耳上做弧形单向摩擦移动，其余四指以指端为着力点，依足少阳胆经循行路线做弧形单向摩擦移动。左右侧交替进行，每侧 50~200 次，每日 3 次。

【功　　效】祛风散寒，平肝潜阳，通经止痛。

【注意事项】

（1）头部保持不动，压力适中，动作连贯，快慢适度。

（2）紧贴皮肤的手指应顺发而动，头发较多者可将手指伸入头发之间进行操作，避免牵拉头发而致疼痛。

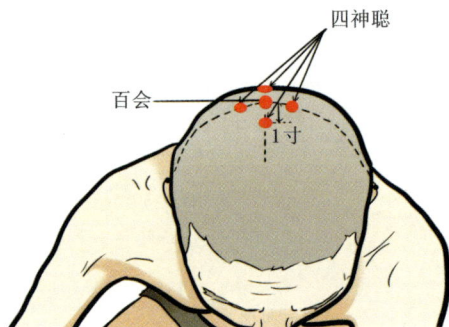

妙招二：五行音乐疗法

【操作方法】在睡前听一段柔和、舒缓的音乐，如中医五行音乐《春江花月夜》《汉宫秋月》《平湖秋月》《胡笳十八拍》等。

妙招三：回忆疗法

【操作方法】在家里的墙壁上挂上老年人熟悉的照片，尽量摆放一些熟悉的物品，播放以前喜欢听的音乐或者电影等。亲属也可以通过和老年人谈论以上这些物件，引导老年人回忆从童年到现在较为愉快的经历。

【注意事项】通常一次回忆疗法的时间控制在45~60分钟，每周至少进行2次。

小杏食谱

1. 核桃枸杞山楂汤

【原　　料】核桃仁 40 克，枸杞子 30 克，山楂30 克，菊花 12 克，白糖适量。

【制　　作】将核桃仁、枸杞子洗净，磨成浆汁，倒入瓷盆中，加清水稀释，调匀，待用；山楂、菊花洗净，水煎 2 次，去渣。将山楂、菊花汁同核桃仁、枸杞子浆汁一同倒入锅中，加白糖搅匀，置火上烧至微沸即成。

【用　　法】代茶饮用，连续 3~4 周。

【功　　效】补益肝肾，健脑益智。适宜于肝肾不足之健忘者。

2. 天麻补脑粥

【原　　料】天麻 10 克，猪脑 1 个，粳米 250 克。

【制　　作】天麻切成碎末，粳米淘洗干净后与天麻碎末、猪脑同时入锅，加水煮粥，以脑猪熟为度。

【用　　法】每日晨起服用 1 次，连服 2~7 日，可经常服用。

【功　　效】健脑益智。

小杏叮嘱

小杏：为延缓认知功能退化，老年人应加强认知功能锻炼。

(1)适度运动，尤其是户外运动，但亲属要保证老年人的安全。

(2)经常进行一些复杂精细的手部锻炼，如做菜、做手工、画画等。

(3)积极用脑，预防脑力衰退，如读书、写日记、下棋等。

(4)积极参加社会活动，加强与他人的交流。

(5)保持心情愉悦，起居有规律。

小杏：此外，家人也应该做到以下几点。

（1）多与老年人进行情感交流，谈话要亲切，同时可以做些爱抚的动作。

（2）加强防护，防止走失或意外发生。不让老年人单独外出，必要时提前在口袋内放入有老年人姓名、家庭地址、亲属电话号码的安全卡片，药物、火柴、打火机等物品不要放在老年人常活动的地方。

（3）痴呆老年人服药时必须有人在旁陪伴，帮助老年人将药物全部服下，以免遗忘或错服。

（4）三餐清淡营养，情况允许时可增加核桃、花生等益脑食物的摄入量。

专家提醒

（1）老年痴呆患者可能同时存在高血压、糖尿病等疾病，服药前一定要注意相关的禁忌，就诊时询问医生应该如何服药，避免药物相互作用，影响药效。

（2）患者服用的药物一般属于改善脑功能的药物，主要针对记忆力减退，可能出现口干、厌食、便秘等不良反应，因此一定要注意用药剂量，遵医嘱服药。

第五章

中医安宁疗护

77 岁的胡爷爷因"肺癌晚期"放弃治疗回到家中，家人希望他在临终阶段能得到较好的照顾。

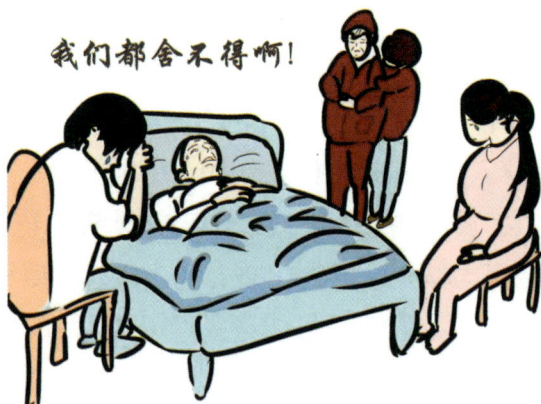

我们都舍不得啊!

小杏答疑

李奶奶：我老伴这一生应该是快走到头了，我们要怎么做才能让他不那么痛苦？

小杏：李奶奶，您不要太难过，我特别理解您现在的心情和感受，但是人的生老病死是自然规律，也是生命的常态，我们需要正确面对。为了减轻胡爷爷的痛苦，我们跟您介绍一下安宁疗护。安宁疗护是以临终患者和家属为中心，主要包括疼痛及其他症状控制，舒适照护和心理、精神、社会支持等，提高和改善患者和家属的生活质量，从治愈转向照护，避免可能给患者增添痛苦的过度治疗或无意义治疗，主张减轻患者的痛苦，让患者平静、安然、有尊严地走完人生的最后历程。

李奶奶：怎么进行安宁疗护呢？

小杏：首先，临终患者及其家属能坦然面对死亡，死是另一个生的开始。其次，提供合适的环境，以安全和舒适为原则，临终患者身体极度虚弱，常有头晕、乏力、尿频及便秘等不适，极易跌倒致骨折、擦伤等，身边要有人陪伴和照护，在临终患者的卧室摆放花草树木及其喜欢的物品，增加舒适感。再次，加强心理疗护，尽力满足患者的需求，如患者想见谁，有什么心愿未完成等。最后，中医注重整体观念，擅于顾护正气和改善症状，在安宁疗护阶段具有明显优势。

小杏支招

妙招一：五行音乐疗法

【操作方法】根据五音之特点，可选取养心的曲目《紫竹调》；养肝的曲目《胡笳十八拍》；养脾的曲目《十面埋伏》；养肺的曲目《阳春白雪》；养肾的曲目《梅花三弄》。听音乐的时间不宜太长，一般在 30~60 分钟，音量不宜过大，以 45~70 分贝为宜，每日 1 次。

【功　效】颐养五脏。睡前聆听可辅助改善睡眠质量。

妙招二：中药泡脚

【操作方法】取当归 10 克，川芎 15 克，桃仁 10 克，赤芍 20 克，牡丹皮 10 克，生黄芪 30 克，加水 2000 毫升，水煎 30 分钟，取汁加入适量热水混合成 3000 毫升的药液，温度为 40~45℃，每日泡脚 1 次，连续 5~7 日。

【功　效】行气活血。

【注意事项】

（1）泡脚最好在晚上睡觉前 1 小时左右进行。

（2）泡脚程度以微微出汗为佳，不可大汗淋漓，以防虚脱。

妙招三：穴位按摩

【操作方法】按揉中脘、天枢、关元、足三里穴，可促进胃肠蠕动、脾胃运化功能，使食欲好转。若恶心、呕吐者，可加内关、合谷穴；若便秘者，可加支沟、阳陵泉穴。以拇指指腹按揉 3~5 分钟，垂直于穴位表面皮肤按压，以局部出现酸胀感为度。

【功　效】促进食欲；预防呕吐、便秘。

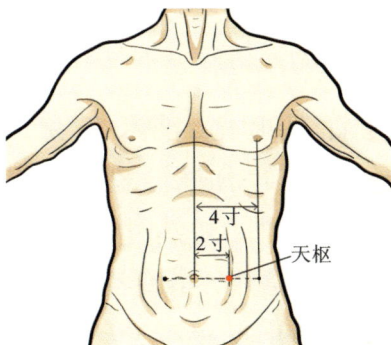

4寸
2寸
天枢

小杏食谱

1. 黄芪瘦肉汤

【原　料】黄芪 50 克，大枣 30 克，槐花 10 克，猪瘦肉 150 克，生姜 6 克，盐、花椒、大蒜、葱段、酱油、味精各适量。

【制　　作】将猪瘦肉去筋膜，洗净，切丝；将黄芪、大枣、槐花用纱布包好，与猪瘦肉、生姜、花椒、大蒜、葱段一同放入锅中，加适量清水煎煮，先用大火烧沸，再用小火慢炖，至熟烂后，去药包，加入盐、酱油、味精调味即可。

【用　　法】食肉饮汤。每日 2 次，连续服食 5～7 日。

【功　　效】补中益气，温养脾胃。适宜于脾肾阳虚者。

2. 百合粥

【原　　料】百合 30 克，糯米 50 克，冰糖适量。

【制　　作】将百合掰成瓣，洗净备用。将糯米放入锅中，加入适量水煮成粥，快熟时加入百合和冰糖。

【用　　法】随餐食用，早晚各 1 次。

【功　　效】润肺止咳，宁心安神。

小杏叮嘱

（1）提供温馨、整洁、舒适的居住环境，卧室里可放置些患者喜欢的物品。

（2）家属应陪伴、关心和体贴患者，适当转移注意力以减轻不适；协助患者填写并完成"5 个愿望"：①我要或不要什么医疗服务；②我希望或不希望使用生命支持治疗；③我希望别人怎样对待我；④我想让我的家人和朋友知道什么；⑤我希望谁帮我完成 5 个愿望以及一些详细的选择，包括药物使用、心理疏导等。

（3）饮食上家属应尽力满足患者的需求。

（4）建议临终患者在家休养，医护人员可以上门服务，帮患者解决实际问题，如伤口的护理、缓解症状的药物等；尽量缓解呕吐、疼痛、呼吸困难等不适症状。

专家提醒

安宁疗护适合晚期肿瘤患者和一些器官衰竭且现代医学没有有效手段的非肿瘤患者。前者主要见于各种肿瘤晚期患者，后者主要见于具有严重器质性损伤、无法挽救和无治疗希望的患者。此外，高龄老年人在生命的弥留之际也可接受安宁疗护。

附录

腧穴，就是人们常说的"穴位"。腧通"输"，有转输、输注的含义；"穴"即孔隙，或凹陷、空窍。所以，腧穴的本义是指人体脏腑经络之气转输或输注于体表孔隙等的特殊部位，是针灸治疗疾病的刺激点与反应点。

腧穴定位

参考文献

[1] 邵子杰，韩咏竹.中医药治疗帕金森病临床研究进展[J].中国民族民间医药，2016，25(4)：57-58.

[2] 张继华.八段锦教学研究[J].搏击·武术科学，2009，6(1)：83-84.

[3] 国家体育总局健身气功管理中心.健身气功·八段锦[M].北京：人民体育出版社，2003.

[4] 周艳.家庭支持在长期卧床老年患者中的应用[J].上海医药，2019，40(8)：44-46.

[5] 周洁.针对长期卧床老人的护理服务体系与产品设计[D].北京：北京工业大学，2019.

[6] 曹阳.长期卧床老年人家庭照顾者心理健康状况调查及影响因素分析[D].长春：长春中医药大学，2019.

[7] 耳玉亮，段蕾蕾，叶鹏鹏，等.2014年全国伤害监测系统老年跌倒/坠落病例特征分析[J].中华流行病学杂志，2016，37(1)：24-28.

[8] 戴婷，张孟喜，李欢，等.老年人跌倒风险相关评估的研究进展[J].中

国全科医学，2019，22（27）：3347-3352.

［9］陈浩，冯飞，包利，等.老年骨质疏松人群跌倒危险因素［J］.中华骨质疏松和骨矿盐疾病杂志，2016，9（2）：136-142.

［10］尤黎明，吴瑛.内科护理学［M］.6版，北京：人民卫生出版社，2017.

［11］汤娟娟，王俊杰，桑丽清.芳香中药药枕联合耳穴贴压对卒中后抑郁患者的效果观察［J］.中华护理杂志，2015，50（7）：848-851.

［12］王辰，迟春花，陈荣昌，等.慢性阻塞性肺疾病基层诊疗指南（实践版·2018）［J］.中华全科医师杂志，2018，17（11）：871-877.

［13］武跃华，董波.穴位贴敷防治冠心病心绞痛临床价值考量［J］.辽宁中医杂志，2013，40（9）：1891-1892.